Prof. Dr. med. Albert Augustin
Peter Erik Felzer

Rund ums Auge: Frühwarnzeichen erkennen

Prof. Dr. med. Albert Augustin
Peter Erik Felzer

Rund ums Auge: Frühwarnzeichen erkennen

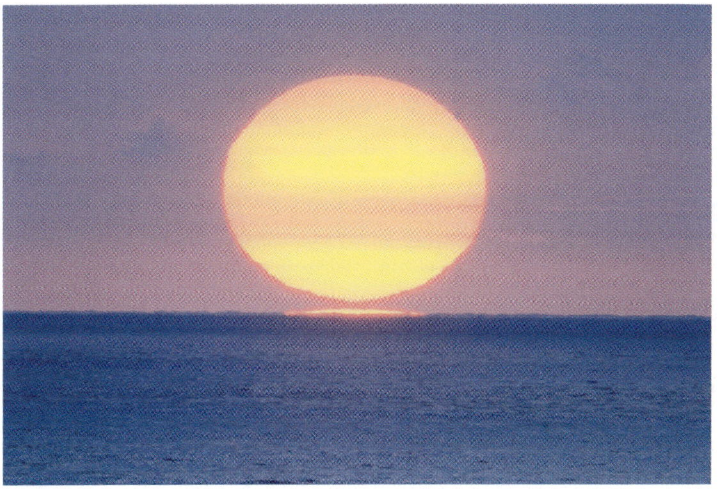

TRIAS

Bibliografische Information der Deutschen Bibliothek
Die Deutsche Bibliothek verzeichnet diese Publikation in der Deutschen Nationalbibliografie; detaillierte bibliografische Daten sind im Internet über http://dnb.ddb.de abrufbar

Programmplanung: Dr. Dierk Suhr
Projektmanagement: Kathrin Thomas
Redaktion, Lektorat: Beatrice Wagner
Fotos: siehe Seite 125
Titelbild: Mauritius

Umschlaggestaltung: CYCLUS - Visuelle Kommunikation, Stuttgart
Satz und Umsetzung: DM | DE DATA MODA digital engineering, Frankfurt/M
Druck und Verarbeitung: Westermann Druck Zwickau GmbH

ISBN 3-8304-3210-0 1 2 3 4 5

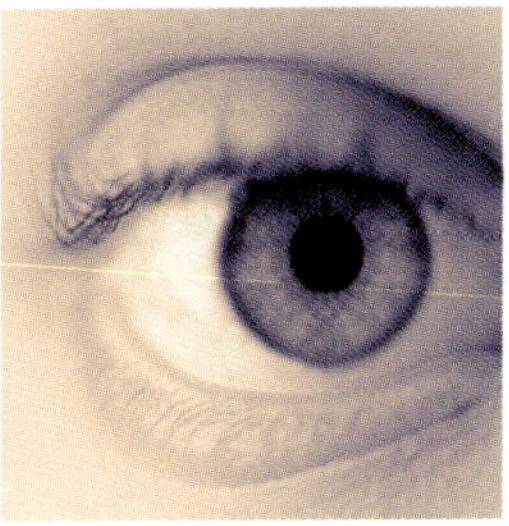

Wie wir sehen

Der Mensch ist ein Augenwesen. Ob Hören, Riechen oder Fühlen - mit keinem anderen Sinnesorgan nehmen wir so viele Eindrücke in so kurzer Zeit auf wie mit den Augen.

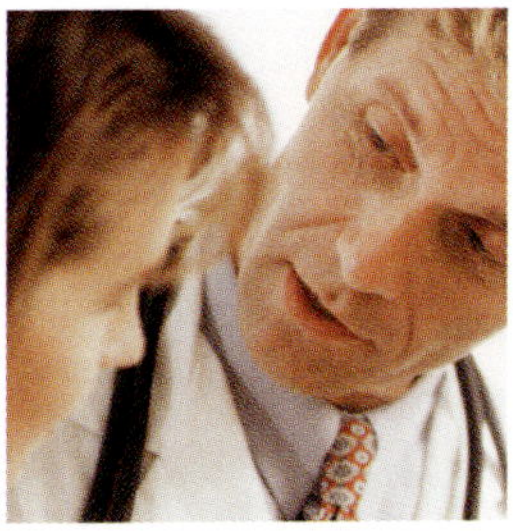

Untersuchungen des Augenarztes

Um die Augen exakt in Augenschein zu nehmen, braucht es verschiedene Untersuchungsmethoden.

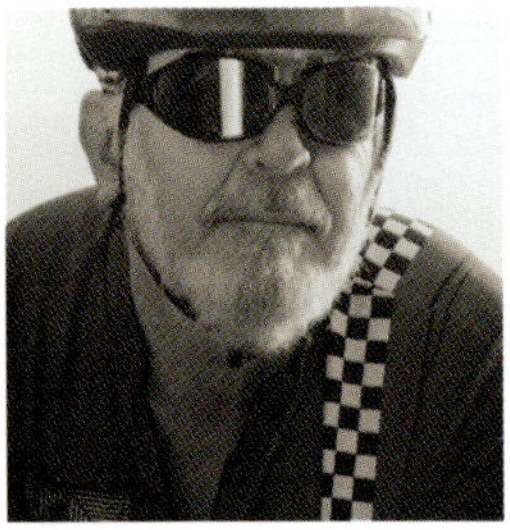

Fehlsichtigkeit - und was sich dagegen tun lässt

Wenn die Augen kurz- oder weitsichtig sind, handelt es sich um keine Erkrankung, sondern um Fehlsichtigkeit. Brille, Kontaktlinsen oder operativer Eingriff können helfen.

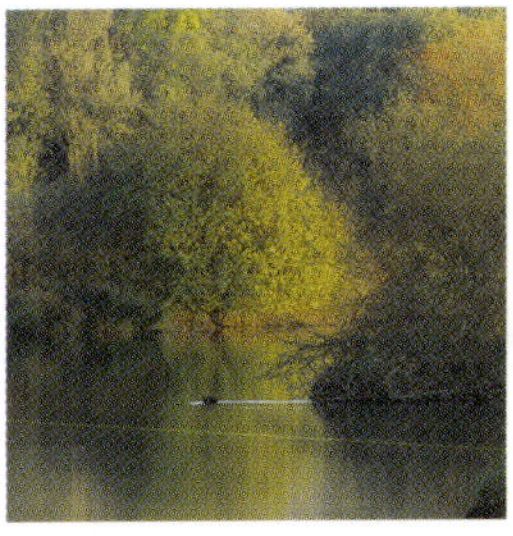

Erkrankungen des vorderen Auges

Bindehautentzündung, trockenes Auge und Grauer Star - drei sehr häufige Erkrankungen, die alle das vordere Auge, das „Objektiv der Kamera" betreffen.

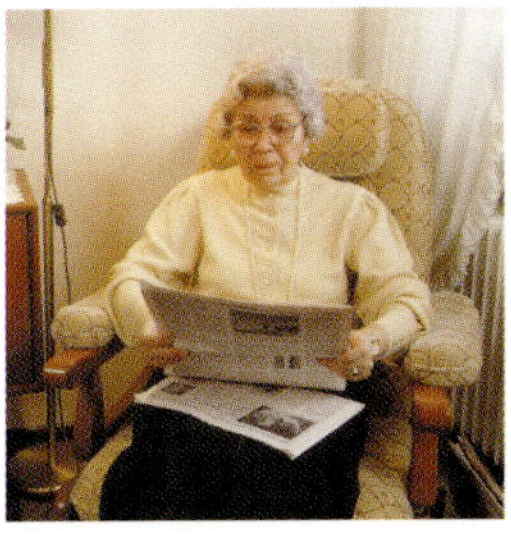

Erkrankungen des hinteren Auges

Zu den häufigsten Krankheiten des hinteren Auges - sie treten vor allem im Alter auf - zählen die diabetische Augenerkrankung, die altersabhängige Makuladegeneration und das Glaukom.

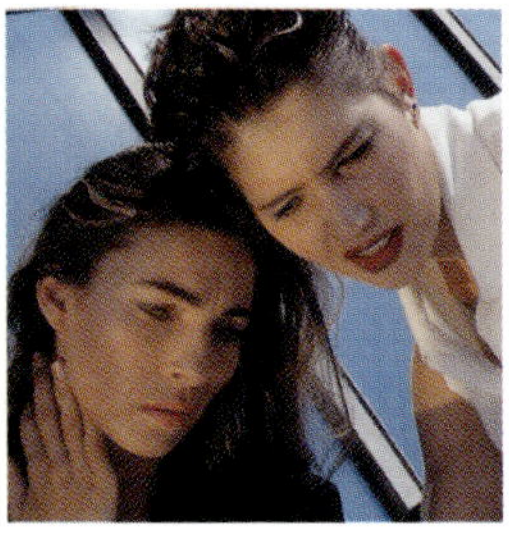

Sonstige Erkrankungen

Einige Erkrankungen befallen das ganze Auge. Diese finden Sie hier.

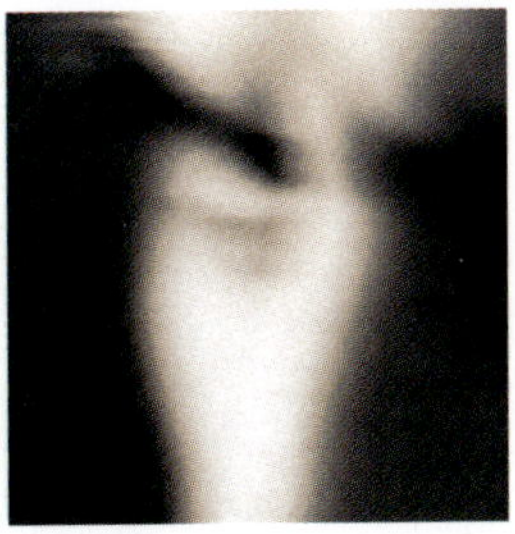

Service

Noch Fragen offen? Kein Problem, in unserem Service-Center finden Sie Tipps, Übersichten, Adressen und Anleitungen, die Ihnen bei Augenproblemen helfen.

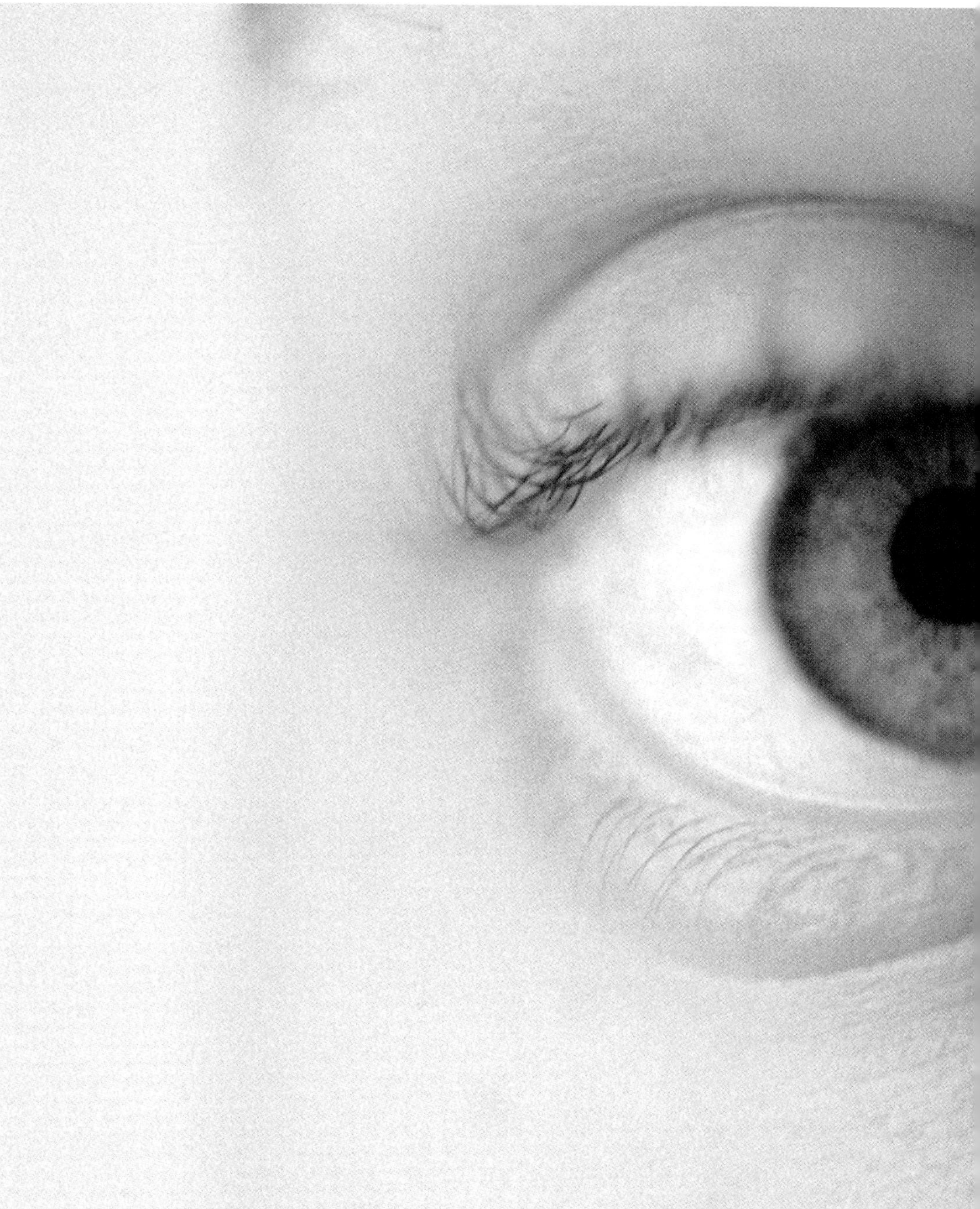

Wie wir sehen

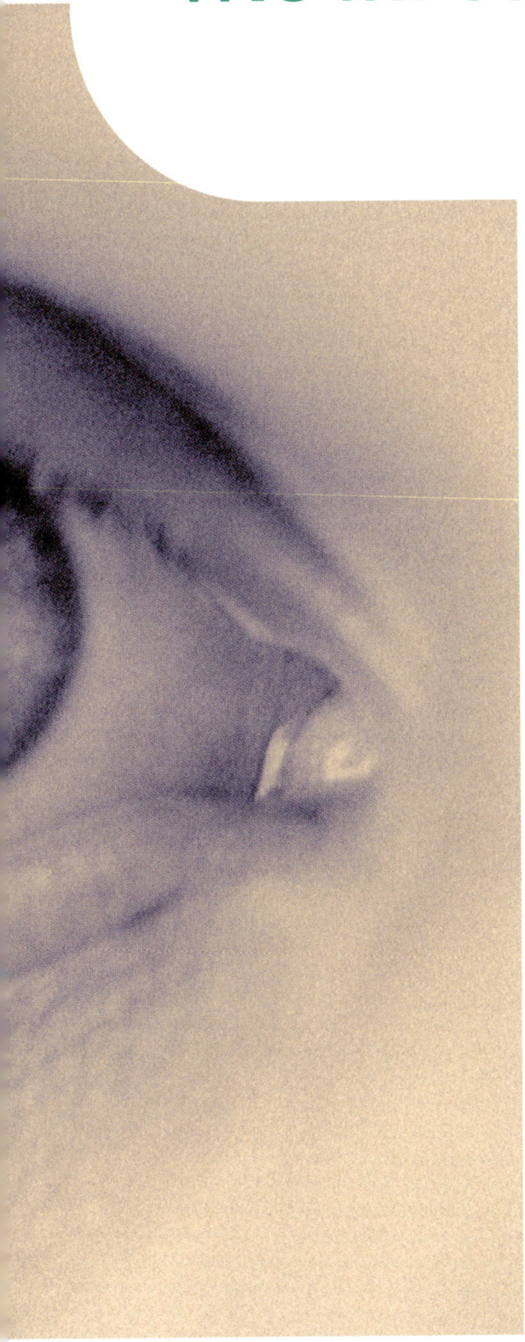

Unser Auge gleicht einer Hochleistungskamera. Ob nah stehende Personen, weit entfernte Gebäude, hohe Berge oder flache Seen - es sorgt immer für ein scharfes Bild.

„Die interessantesten und meistversprechendsten Rundungen, die ein Mensch haben kann, sind seine Augen", meint der österreichische Autor Ernst Ferstl. Wir behalten den Durchblick, bewundern das Aussehen anderer Menschen oder schauen zu anderen auf. Der Mensch ist ein Augenwesen. Ob Hören, Riechen oder Fühlen - mit keinem anderen Sinnesorgan nehmen wir so viele Eindrücke in so kurzer Zeit auf wie mit den Augen. Experten schätzen, dass 70 Prozent der für uns wichtigen Informationen über die Sehorgane zu uns gelangt.

Doch wie gelangen Farben, Formen und Bewegungen aus der Umgebung in unseren Körper? Im Altertum glaubten die Menschen, dass wir sehen, indem ein Sehstrahl aus unseren Augen die Umgebung abtastet. Im Mittelalter entdeckten Forscher den tatsächlichen Aufbau des Auges. Heute wissen wir, dass die Lichtstrahlen auf unserer Netzhaut (sie ähnelt einem natürlichen Film) ein Bild erzeugen, doch davon später mehr.

Kamera des Körpers

Vereinfacht lässt sich sagen, dass unsere Augen einer Kamera ähneln - samt Zubehör wie Objektiv, Fototasche und Stativ. Die natürliche Fototasche bildet beim Menschen die Augenhöhle. Wie ihr technischer Vetter schützt sie unsere natürliche Kamera vor mechanischen Verletzungen, etwa durch Stöße und Schläge.

Augenhöhlen

Einbuchtungen im Schädel, in denen sich die Augäpfel befinden.

In dieser Augenhöhle liegt unser eigentliches Sehorgan, der Augapfel. Er besitzt eine Kugelform und wiegt rund siebeneinhalb Gramm. Sechs Muskeln bewegen ihn, damit wir nach oben, unten, links und rechts schauen können. Um ihn in Form zu halten, produziert unser Körper das Kammerwasser, eine Flüssigkeit, die auch für die Ernährung der Hornhaut und Linse sorgt. Beim gesunden Auge befindet sich das Kammerwasser wie bei einem See im Gleichgewicht. Es kommt genauso viel Flüssigkeit hinein wie auch wieder abfließt. Bei der Erkrankung Glaukom (siehe Seite 85) ist dieses Gleichgewicht gestört.

Abb. 1

Querschnitt des Auges.

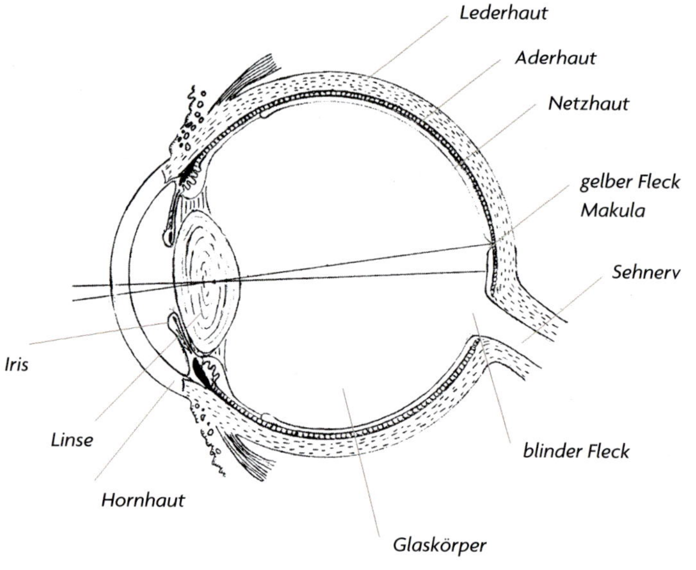

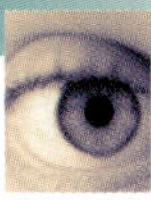

Übernimmt die Augenhöhle die Aufgabe einer Fototasche, dann ähneln unsere Lider dem Deckel eines Objektivs. Sie schirmen starkes Licht ab und verhindern, dass sich die Augen verletzen. In der Haut der Lider befinden sich sehr empfindliche Nervenzellen. Sie reagieren sehr schnell auf Berührungen, Schmerzen oder blendendes Licht und schließen sich reflexartig. Aber auch ohne äußere Einwirkung schließen sich die Lider alle sechs Sekunden reflexartig. Sie sorgen so dafür, dass der Tränenfilm immer das gesamte Auge benetzt.

• Tränen - nicht nur wenn man traurig ist

An den beiden äußeren Augenwinkeln befindet sich jeweils eine Drüse, welche die Tränen produziert. Die Tränenflüssigkeit besitzt wichtige Aufgaben. Eine davon kennt fast jeder. Gelangt beispielsweise Staub ins Auge, blinzelt man häufiger, um den Staub mithilfe der Tränenflüssigkeit wieder auszuwaschen. Tränen sorgen also dafür, dass Fremdkörper wieder aus unseren Augen gelangen. Der Tränenfilm, den die Lider verteilen, hält die Oberfläche des Augapfels glatt und geschmeidig und ermöglicht, dass wir gut sehen.

Außerdem enthält er keimtötende Substanzen und schützt so vor Infektionen. Zusätzlich versorgen die Tränen Teile unseres Auges mit Nährstoffen und Sauerstoff. Normalerweise hat der Körper dafür die Blutgefäße. Doch da diese nicht unsichtbar sind, würden sie das Sehen stören. Deshalb gibt es im Auge einen anderen Mechanismus und der Sauerstoff gelangt direkt über die Luft in den Tränenfilm.

An den Lidern liegen die Wimpern. Sie halten Staubteilchen und Insekten fern. Auch die Augenbrauen schützen: Sie nehmen Schweiß oder Regen auf und leiten sie, damit sie nicht in die Augen gelangen, nach außen ab.

Auf der Innenseite der Lider und auf dem undurchsichtigen Teil des Augapfels befindet sich die Bindehaut. Sie besitzt zahlreiche schleimproduzierende Zellen, die so genannten Becherzellen. Sie liefern wichtige Bestandteile für den Tränenfilm. Außerdem sorgen sie dafür, dass die Lider reibungslos gleiten. Da die Bindehaut zahlreiche Blutgefäße besitzt, rötet sie sich oft bei Reizungen oder Erkrankungen.

Bindehaut

Schicht auf der Innenseite des Lides und dem undurchsichtigen Teil des Augapfels.

Becherzellen

Liegen auf der Bindehaut des Auges. Liefern wichtige Bestandteile des Tränenfilms.

Das Fenster zur Welt

Lederhaut

Außenhülle des Augapfels.

Hornhaut

Unser Fenster zur Welt. Durch sie gelangt das Licht in das Augeninnere.

Die Außenhülle des Augapfels nennt der Fachmann Lederhaut. Sie besitzt eine besonders feste und stabile Struktur und hält so den Augapfel in Form. Ähnlich wie das Gehäuse einer Kamera. Nur vorne besitzt sie einen durchsichtigen Teil, die Hornhaut. Diese ist unser Fenster zur Welt und sorgt dafür, dass Lichtstrahlen überhaupt ins Augeninnere eindringen. Die Hornhaut besteht, ähnlich wie eine Zwiebel, aus mehreren Schichten.

Aderhaut

Blutgefäßschwamm im Augeninneren.

Unter der Lederhaut liegt die Aderhaut. Sie ist ein Blutgefäßschwamm - das am besten durchblutete Gewebe des menschlichen Körpers - und versorgt die Netzhaut mit Sauerstoff und Energie.

Pupille

Sie bestimmt, wie viel Licht in das Augeninnere gelangt.

Iris

Auch Regenbogenhaut genannt. Bildet die Pupille.

Wie die Lederhaut besitzt auch die Aderhaut nach vorne hin eine Öffnung, die hinter der Hornhaut liegt. Die Öffnung heißt Pupille und wird von der Iris gebildet. Der Name stammt von der griechischen Göttin des Regenbogens. Sie wird von Medizinern auch Regenbogenhaut genannt. Sie arbeitet ähnlich wie die Blende eines Fotoapparates. Die Pupille bestimmt, wie viel Licht in das Auge gelangt, indem sie sich erweitert oder zusammenzieht. Es gilt die Faustregel: Viel Licht - kleine Pupille; wenig Licht - große Pupille. Durch mehr Helligkeit verkleinert sich die Pupille reflexartig. Im Dunkeln und im Schlaf ist die Pupille normalerweise weit, ebenso in tiefer Narkose.

Pigmente sorgen für die Augenfarbe

Um ihre Aufgabe als Blende erfüllen zu können, benötigt die Iris genügend Farbstoff, das Melanin. Jeder erhält auf diese Weise seine persönliche Augenfarbe. Bei einem hohen Gehalt an Melanin ist die Iris dunkelbraun, grau-blau dagegen bei niedrigem Farbstoffgehalt. Streng genommen ist eine blaue Regenbogenhaut eigentlich fast durchsichtig. Sie wirkt nur blau, weil sie den blauen Anteil des einfallenden Lichtes reflektiert. Ähnlich wie beim blauen Himmel. Einen Sonderfall bilden Albinos, die wenig oder fast gar keine Pigmente besitzen.

Hinter der Pupille sitzt die glasklare Linse, die dafür sorgt, dass wir scharf sehen. Wie ein Trampolin ist sie mit feinen Fasern (den „Zonulafasern") an Muskeln aufgehängt. Die Muskelnfasern und Zonulafasern sorgen für das Scharfstellen, indem sie die Linse nach

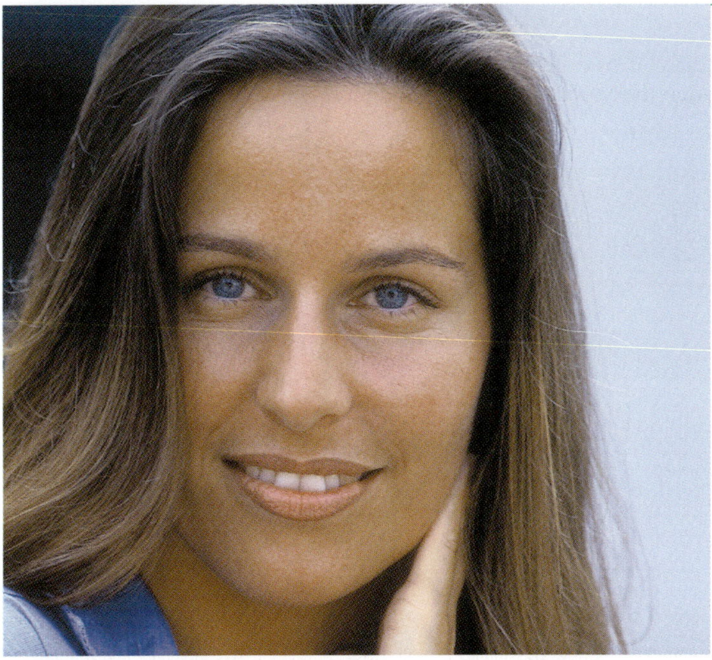

Abb. 2

Bei einem niedrigen Melanin-Gehalt ist die Iris grau-blau.

Bedarf abflachen oder wölben. Diesen Vorgang nennen Mediziner auch Akkommodation, also die Fähigkeit des Auges sich auf Nah und Fern einzustellen und ein scharfes Bild zu erstellen. Um entfernte Gegenstände zu erkennen, entspannen sich die Muskelfasern, dadurch ziehen die Zonulafasern an der Linse und diese flacht ab. Je näher das betrachtete Objekt rückt, desto mehr spannen sich die Muskelfasern an, dadurch lockern sich die Zonulafasern; die Linse folgt ihrer natürlichen Form und rundet sich.

Akkommodation

Vorgang des Scharfstellens des Auges.

Für die Veränderung der Form zeigt sich der Strahlenkörpermuskel verantwortlich, der die Linse umrahmt. Die Stärke, mit der die Linse die einfallenden Lichtstrahlen bündelt, nennen Augenärzte Brechkraft. Sie messen sie in Dioptrien. Die Dioptrienzahl gibt das Ausmaß der Fehlsichtigkeit an.

Brechkraft

Die Stärke, mit der die Linse die einfallenden Lichtstrahlen bündelt.

• Unelastisches Alter

Mit zunehmendem Alter nimmt die Elastizität der Linse und damit auch die Fähigkeit zur Akkommodation ab. Ein Kleinkind sieht noch auf eine Entfernung von sechs Zentimetern scharf. Mit dreißig Jahren klettert die Grenze auf fünfzehn, mit 50 Jahren sogar auf vierzig Zentimeter. Dies ist der Grund dafür, weshalb wir mit zunehmendem Alter die Gegenstände immer weiter weg halten müssen, um sie scharf zu sehen.

Abb. 3

Im Alter nimmt die Elastizität der Linse ab.

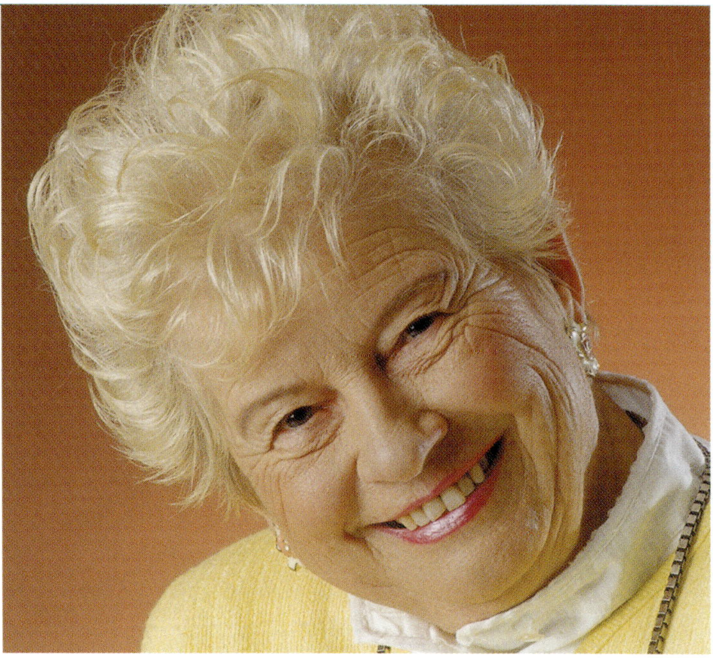

Nicht jeder Ort auf der Linse sorgt für ein gutes Bild. Treffen Lichtstahlen auf ihre Mitte, haben wir einen scharfen Blick. Diejenigen, die auf den Rand der Linse gelangen, führen zu einem ungenauen Bild.

Hinter dem Objektiv des Auges, also Hornhaut, Pupille und Linse, liegt der so genannte Glaskörper. Er besteht aus einer gelartigen Masse, die, wie der Name andeutet, durchsichtig ist. Der elastische Glaskörper hält das Auge in Form. Gleichzeitig dient er als Puffer zwischen vorderem und hinterem Teil, fängt Stöße und Druck ab. Mit dem Alter nimmt, wie bei so vielen Teilen des Auges, seine Funktion ab.

Glaskörper

Gelartige Masse im Augeninneren.

Wie in der richtigen Kamera liegt im hinteren Bereich des Augapfels der Film, die so genannte Netzhaut. Fachleute bezeichnen sie auch als Retina, die etwa so groß wie eine Briefmarke ist. Dort bündeln sich die Lichtstrahlen, die die Linse eingefangen hat. Auf der Oberfläche der Netzhaut liegen lichtempfindliche Sinneszellen. Sie sehen aus wie Stäbchen oder Zapfen und liegen wie die Streichhölzer in einer Schachtel dicht zusammengepackt. Genau gegenüber der Pupille liegt der gelbe Fleck, auch Makula genannt, in dessen Mitte sich der schärfste Punkt des Sehens - die so genannte Fovea - befindet. Dort, wo die Netzhaut in den Sehnerv übergeht, gibt es keine Sehzellen. Der Ort trägt deswegen auch den Namen blinder Fleck.

Retina

Anderer Name für die Netzhaut.

Makula

Ort des scharfen Sehens auf der Netzhaut, in dessen Mitte sich die Stelle des schärfsten Sehens - die

Sehnerv

Übermittelt die Seheindrücke von der Netzhaut an das Gehirn.

Blinder Fleck

Ort, wo der Sehnerv vom Auge ins Gehirn geht. Dort befinden sich keine Sinneszellen.

• Schwarz-weiß oder Farbe

Vereinfacht lässt sich sagen: Zapfen sorgen für Farb- und Stäbchen für das Schwarz-Weiß-Sehen. Es gibt auf der Netzhaut sechs bis sieben Millionen Zapfen. Sie reagieren nur, wenn Licht einer bestimmten Farbe sie erreicht. Der Mensch verfügt über drei unterschiedliche Sorten, die jeweils Rot, Blau oder Grün erkennen. Im Dunkeln nützen Zapfen nichts. Schwaches Licht reicht nicht aus, um sie zu stimulieren. Jeder Zapfen ist mit anderen Nervenfasern verknüpft. Sie leiten jede Reizung einer einzelnen Zelle weiter. Wir unterscheiden so auch Einzelheiten von Objekten.
110 bis 125 Millionen Stäbchen liegen auf der Netzhaut. Sie registrieren, ob etwas hell oder dunkel ist. Stäbchen sorgen für das Schwarz-Weiß-Sehen und helfen uns Kontraste und Linien zu erkennen. Im Gegensatz zu Zapfen sind sie immer gruppenweise mit den Nerven verknüpft. Sie reagieren auf geringe Lichtmengen, trennen aber nicht die Einzelheiten eines Bildes auf.
Damit die Stäbchen nachts gut sehen, benötigt unser Organismus einen speziellen Farbstoff, das Sehpurpur, auch Rhodopsin genannt. Es entsteht mithilfe von Vitamin A. Deswegen gelten Karotten auch als gut für das Auge, da sie eine Vorstufe dieses Vitamins enthalten. Menschen ohne diesen Farbstoff leiden unter Nachtblindheit. Das Licht bleicht das Sehpurpur aus. Der Farbstoff bildet sich in jeder Nacht neu. Das ist auch der Grund, warum wir zunächst nichts sehen,

Sehpurpur

Farbstoff, ohne den ein Teil der Netzhaut nicht funktioniert.

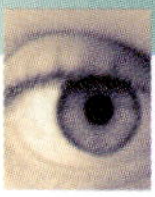

Zapfen

Sinneszellen auf der Netzhaut. Vor allem für das Farbensehen und das scharfe Sehen verantwortlich.

Stäbchen

Sinneszellen auf der Netzhaut. Sorgen vor allem für das Hell-dunkel-Sehen.

Gesichtsfeld

All das was wir sehen, wenn wir die Augen und den Kopf nicht bewegen.

wenn wir vom Hellen ins Dunkle kommen. Erst nach einiger Zeit entsteht das erforderliche Pigment. Wir haben uns „an das Dunkle gewöhnt".

Da wir in der Makula am schärfsten sehen, befinden sich dort vor allem Zapfen. Die äußeren Bezirke der Netzhaut dienen mit vielen Stäbchen dem Bewegungssehen oder dem räumlichen Sehen. So erkennen wir auch etwas aus den Augenwinkeln heraus.

• Das Bild steht erstmal auf dem Kopf

Das Abbild, das die Linse auf der Netzhaut erzeugt, steht auf dem Kopf. Das lässt sich gut am Beispiel der Alten Hofburg in Wien erklären. Von oben kommen die Lichtstrahlen der Turmspitzen auf das Auge. Sie treffen die Mitte der Linse, gehen durch sie hindurch und treffen unten auf die Netzhaut. Umgekehrt ist es der Fall, wenn man auf den Boden vor der Hofburg blickt. Die Lichtstrahlen kommen von unten, gehen durch die Mitte der Linse und gelangen auf den oberen Bereich der Netzhaut. Das Gebäude steht Kopf.
Mithilfe der Zapfen und Stäbchen sammelt die Netzhaut Millionen von Informationen über hell, dunkel, farbig oder nicht farbig. Damit wir sehen, was wir sehen, gelangen sie in das körpereigene Fotolabor, das Gehirn. Es dreht auch die auf dem Kopf stehende Abbildung um, so dass wir etwa das, was sich oben befindet, auch oben sehen. In der Rückseite des Auges liegt eine siebartige Öffnung. Durch ihn führt der fünf Millimeter dicke Sehnerv zum Gehirn. Auf dem Weg zur Sehrinde und in der Sehrinde selbst, die im hinteren Bereich des Gehirns liegt, entwickeln sich die Impulse der Sehzellen zu einem Bild. Wie beim Fotoapparat gilt auch für das Auge: Je besser das gemachte Bild, desto besser sehen wir. Ist es jedoch unscharf oder verschwommen, muss das Gehirn wie das Fotolabor Höchstleistungen erbringen.
Doch was kann unser Auge eigentlich sehen? Mit dem Begriff Gesichtsfeld beschreiben Fachleute den Bereich, den wir betrachten können, ohne dass wir den Kopf bewegen. Der Bereich geht etwas über 180 Grad hinaus. Aus den Augenwinkeln sehen wir deswegen Dinge, die leicht hinter uns liegen. Entscheidend für unser Gesichts-

feld ist die fast parallele Lage der Augen am Kopf. Gut um in die Ferne zu sehen und räumliche Abstände einzuschätzen. Dabei handelt es sich um ein Erbe der Urmenschen. Sie lebten in der Savanne, einer hohen Graslandschaft. Für sie war ein guter Blick lebensnotwendig. Entweder um Beutetiere zu jagen oder Feinde rechtzeitig zu erkennen.

Volle Sehschärfe besitzen wir, wenn wir einen Wert von 1,0 - im Volksmund oft als einhundert Prozent bezeichnet - erreichen. Viele Jugendliche erreichen paradoxerweise einen höheren Wert, beispielsweise 1,2. Mit zunehmendem Alter nimmt die Sehschärfe wegen der Entwicklung eines grauen Stars kontinuierlich ab. Für viele Tätigkeiten reicht ein Wert von 0,5 bis 0,6 aus.

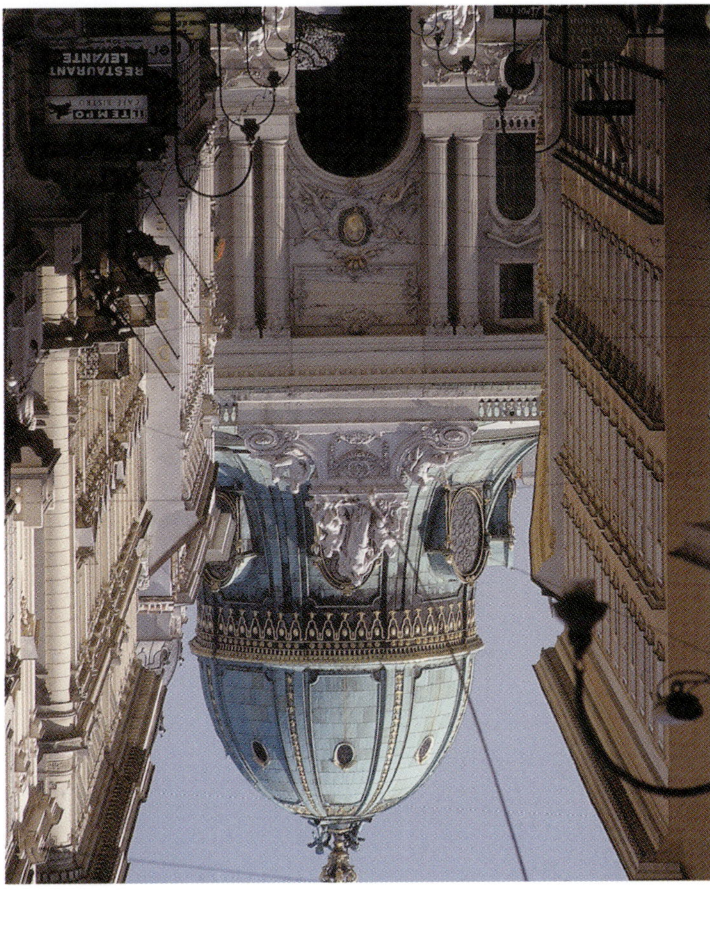

Abb. 4

Für das Auge steht die Welt erst einmal Kopf.

• Stereoblick - doppelt sieht besser

Stereosehen

Das Schauen mit zwei Augen sorgt für das räumliche Sehen.

Dass wir zwei und nicht nur ein Auge besitzen, hat einen entscheidenden Vorteil: Das Stereosehen bzw. räumliche Sehen. Wie das funktioniert, zeigt das Beispiel des Fotoapparates. Er hat nur ein Objektiv, das Bild auf dem Fotopapier oder das Dia hat nur zwei Dimensionen. Wichtige Informationen über Raum und Tiefe erhält unser Gehirn, wenn es die Bilder beider Augen miteinander vergleicht. Wir betrachten ein Objekt ja aus zwei nicht ganz übereinstimmenden Perspektiven, da unsere Augen sechs bis sieben Zentimeter auseinander liegen.

Unsere beiden Augen sehen aber nicht zwei vollständig verschiedene Bilder. Sie überlappen sich. Die beiden verschiedenen Bilder kombiniert das Gehirn zu einem räumlichen Gesamtbild.

Zusammenfassung

Schnell informiert

Das Wichtigste über die Funktionsweise des Auges

Mit den beiden Augen besitzt unser Körper eine natürliche Hochleistungskamera. Ob vor uns stehende Menschen oder weit entfernte Berge - in Sekundenbruchteilen sehen wir scharf und haben den Durchblick. Hierfür sorgen, wie bei einer richtigen Kamera, ein Objektiv, der eigentliche Fotoapparat und natürlich auch ein Film und ein Fotolabor.

Die Lichtstrahlen eines Gegenstandes oder einer Person gelangen durch die Hornhaut in unser Auge. Fachleute nennen sie auch unser Fenster zur Welt. Dahinter liegt die Pupille, eine flexible Öffnung der Iris. Sie arbeitet wie die Blende eines Fotoapparates und bestimmt, wie viel Licht in unsere natürliche Kamera gelangt. Dahinter liegt die Linse. Sie bündelt das Licht und wirft es auf den Film unserer Augen, die Netzhaut. Spezielle Sinneszellen fangen die Informationen des Lichtes auf und leiten es über den Sehnerv an das körpereigene Fotolabor weiter: das Gehirn. In ihm entsteht das Bild, das wir von unserer Umgebung sehen.

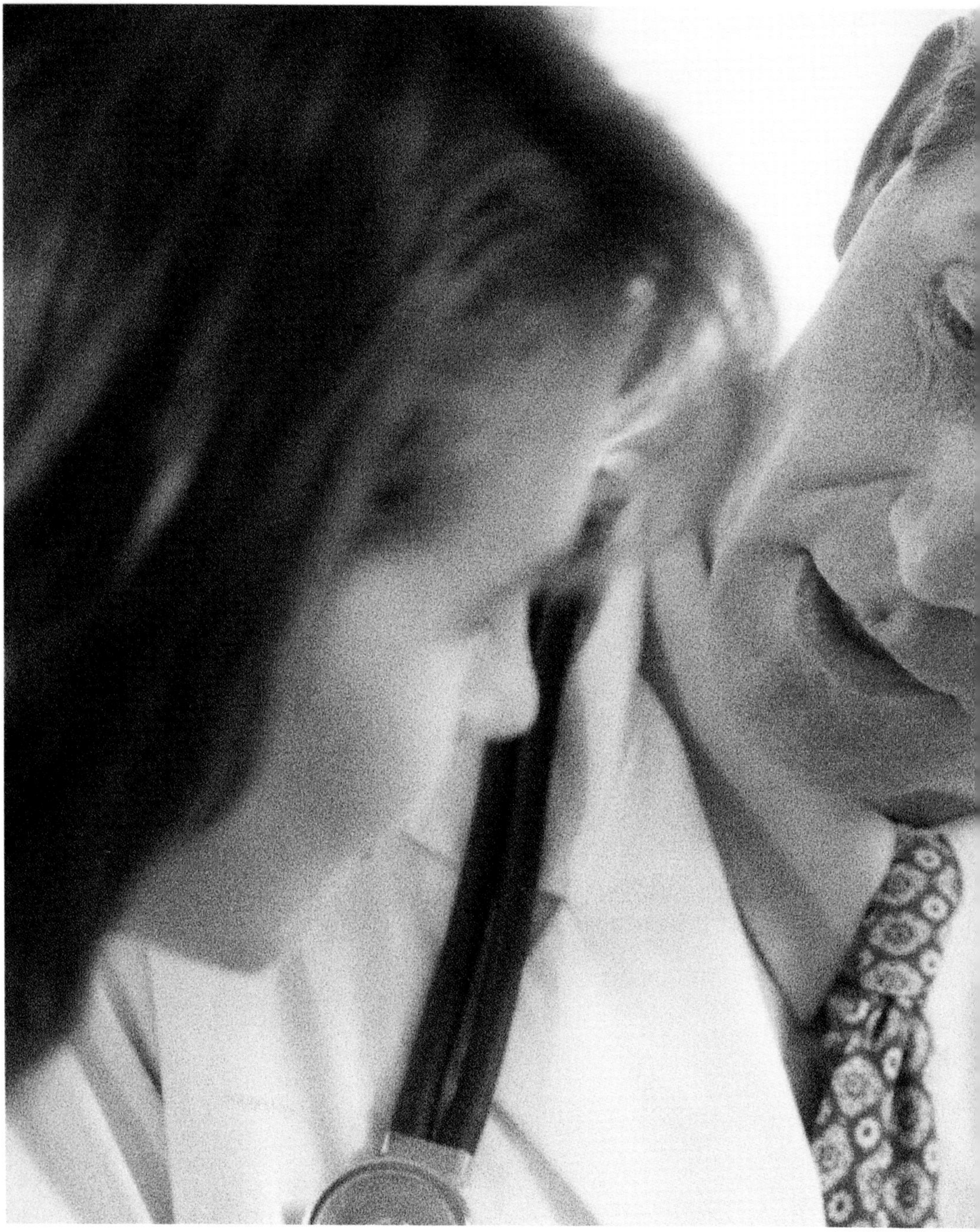

Untersuchungen des Augenarztes

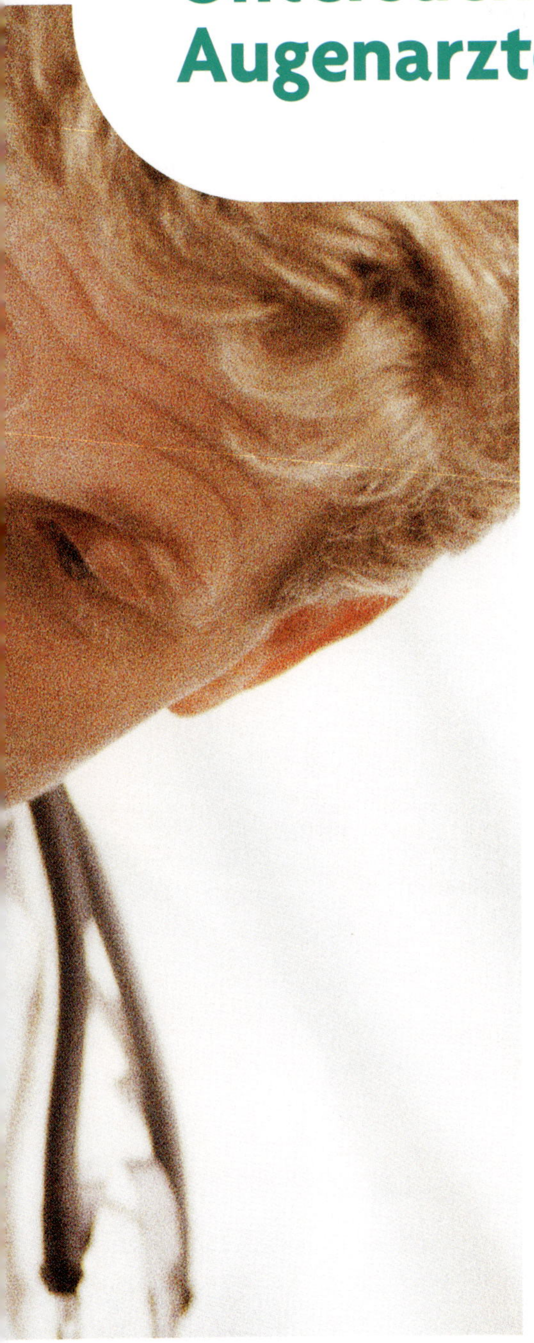

Ein kurzer Blick reicht dem Augenarzt nicht, um das Sehorgan seiner Patienten beurteilen zu können. Um es in Augenschein zu nehmen, bedient er sich verschiedener Untersuchungsmethoden. Über die wichtigsten geben wir Ihnen im Folgenden einen kurzen Überblick.

Überprüfung der Sehschärfe

- **Der Klassiker: Sehtafeln**

Ohne die Sehschärfe zu überprüfen läuft fast nichts in der Praxis. Der Augenarzt verwendet spezielle Sehtafeln oder einen Sehzeichenprojektor. Auf ihnen befinden sich, in abnehmender Größe, genau festgelegte Zahlen-, Symbol- oder auch Buchstabenreihen, die der Patient vorlesen beziehungsweise erkennen soll. Es gibt auch spezielle Tafeln ohne Buchstaben und Zahlen für Kinder, etwa mit Tieren, Pflanzen oder Autos.

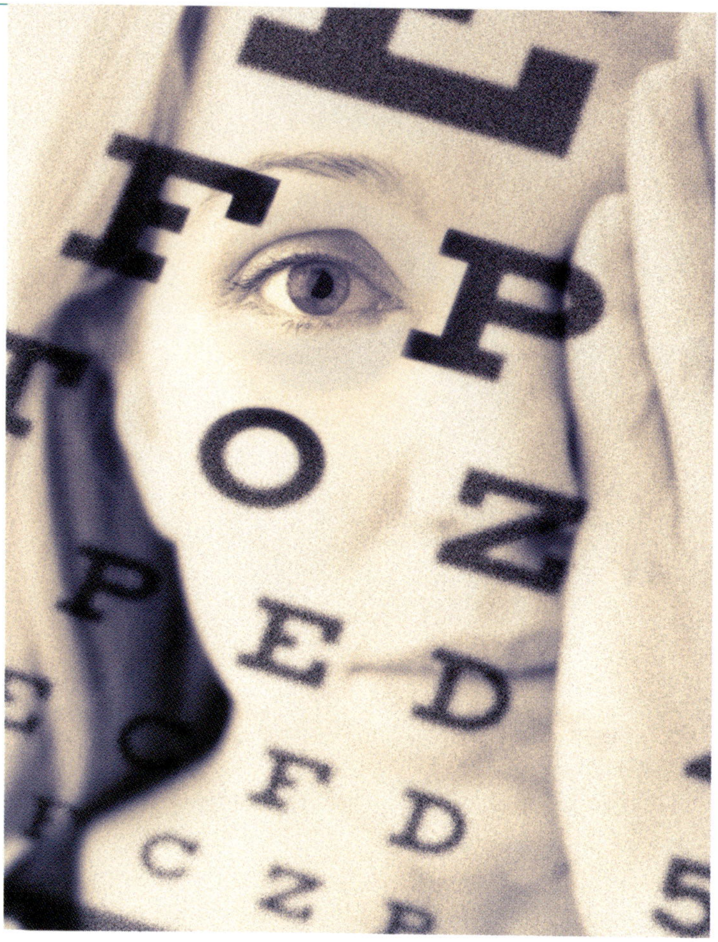

Abb. 5

Sehen Sie mit rechts genauso gut wie mit links?

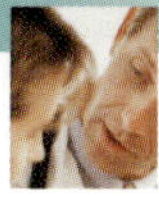

Bei Brillen- oder Kontaktlinsenträgern erfolgt die Prüfung der Sehschärfe in drei Stufen. Zunächst misst der Augenarzt, wie gut sie ohne die Sehhilfe ist. Im zweiten Schritt testet er die Sehschärfe, wenn die Patienten ihre Brille aufgesetzt haben beziehungsweise ihre Kontaktlinsen tragen. Zum Schluss versucht der Augenarzt noch mit verschiedenen Korrekturgläsern, die er in eine Probebrille steckt oder ihnen vor das Auge hält, die Sehschärfe so weit zu verbessern wie es geht. Auf diese Weise findet er heraus, ob die bestehende Sehhilfe optimale Ergebnisse liefert oder eine neue Brille für eine bessere Sehschärfe sorgt.

Der Augenarzt beschreibt die Stärke der Sehschärfe mit einem Zahlenwert von 0 bis 1,5, was exzellentem Sehen entspricht. Der Wert 1 bedeutet, dass man Gegenstände in einer Entfernung von fünf Metern sehr gut erkennt.

• Der moderne Weg: Phoropter

Ein neues Verfahren, um die Ergebnisse mit den Sehtafeln zu spezifizieren, bietet der so genannte Phoropter. Er ist der Ersatz für das Probebrillengestell, um die Sehschärfe zu überprüfen.

Phoropter

Diagnosegerät mit vielen austauschbaren Linsen, als Ersatz für das Probebrillengestell

Der Patient sitzt auf einem Untersuchungsstuhl hinter dem Gerät, das wie ein überdimensionales Brillengestell aussieht. Er lehnt seine Stirn gegen den Apparat und schaut durch zwei kleine Öffnungen hindurch auf eine Leinwand oder eine weiße Wand. In den Öffnungen befinden sich austauschbare Linsen. Ein Projektor wirft - wie bei der Sehtafel - Zahlen-, Symbol- oder Buchstabenreihen an die Wand. Der Augenarzt überprüft zunächst für jedes Auge einzeln mit verschiedenen Linsen, ob sich das Sehen verbessert. Diesen Vorgang nennen Mediziner auch Refraktionsmessung. Anschließend werden die beiden Augen noch aufeinander abgeglichen. Dies ist der letzte Schritt der Refraktionsbestimmung.

Refraktionsmessung

Bestimmung der Sehstärke mit Korrekturgläsern.

Einen ersten Einblick in das Auge gewinnt der Arzt, wenn er untersucht, wie die Pupille reagiert. Dies gewährt ihm Rückschlüsse darauf, ob und wie das Sehorgan seine Signale an das Gehirn überträgt. Verengt sich die Pupille bei Licht und erweitert sich in der Dunkelheit, spricht das für eine gute Weiterleitung.

Der Blick in das Auge

• Ich schau dir in die Augen: Spaltlampe

Spaltlampe

Eine Art beleuchtetes Mikroskop, das einen Blick in das Auge ermöglicht. Lässt sich mit anderen Geräten kombinieren.

Apropos Licht. Es spielt eine wichtige Rolle bei einem weiteren Gerät der Augenuntersuchung. Die Untersuchung mit der Spaltlampe fehlt fast bei keinem Augenarztbesuch. Bei dieser handelt es sich um eine Art Mikroskop, das einen Blick in die vorderen Teile des Auges ermöglicht. Es lässt sich auch mit anderen Instrumenten, etwa dem Kontaktglas oder dem Tonometer kombinieren, auf die wir noch später zu sprechen kommen. Für die Untersuchung legt der Patient seinen Kopf auf eine Kinnstütze. Um das Auge zu beleuchten, verwendet der Augenarzt einen schmalen Lichtspalt, daher der Name Spaltlampe. Der Augenarzt verändert die Spaltgröße, abhängig von dem, was er untersucht. Da im Normalfall Linse und Hornhaut durchsichtig sind, lässt sich weit in das Augeninnere schauen. Die Untersuchung verläuft völlig schmerzlos.

Mit Hilfsmitteln kann man mit der Spaltlampe auch den Augenhintergrund untersuchen. Das spielt eine besonders wichtige Rolle. Denn ein Blick auf den Augenhintergrund sagt viel über die Gesundheit der Sehorgane aus. Vor allem der Zustand von Netzhaut, Sehnerv, Blutgefäßen und Aderhaut sagt viel über mögliche Erkrankungen aus. Um sich den Augenhintergrund mit der Spaltlampe anzusehen, muss der Augenarzt die Pupille künstlich erweitern. Dies geschieht mit Hilfe spezieller Augentropfen. Nach der Untersuchung reagieren viele Patienten empfindlich auf Licht und fühlen sich geblendet. Zudem reduzieren die Augentropfen die Sehschärfe. Autofahren bleibt deswegen nach dem Augenarztbesuch mit Pupillenerweiterung tabu. In der Regel normalisiert sich die Sehkraft nach drei Stunden wieder, wenn die Wirkung der Tropfen nachlässt. Fotografien erlauben es, den aktuellen mit vergangenen Befunden zu vergleichen. Verhindern Erkrankungen oder Verletzungen einen Blick auf den Augenhintergrund, kann der Arzt das Auge mithilfe von Ultraschall untersuchen.

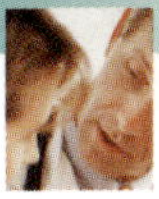

• Der „Hut“ des Augenarztes: Ophthalmoskop

Für den Blick auf den Augenhintergrund bieten sich neben der Spaltlampe auch andere Instrumente an. Es handelt sich um so genannte Ophthalmoskope, die sich der Augenarzt wie einen Hut aufsetzt und mit denen er in das Auge leuchtet. Mithilfe einer Lupe kann er den Augenhintergrund beurteilen.

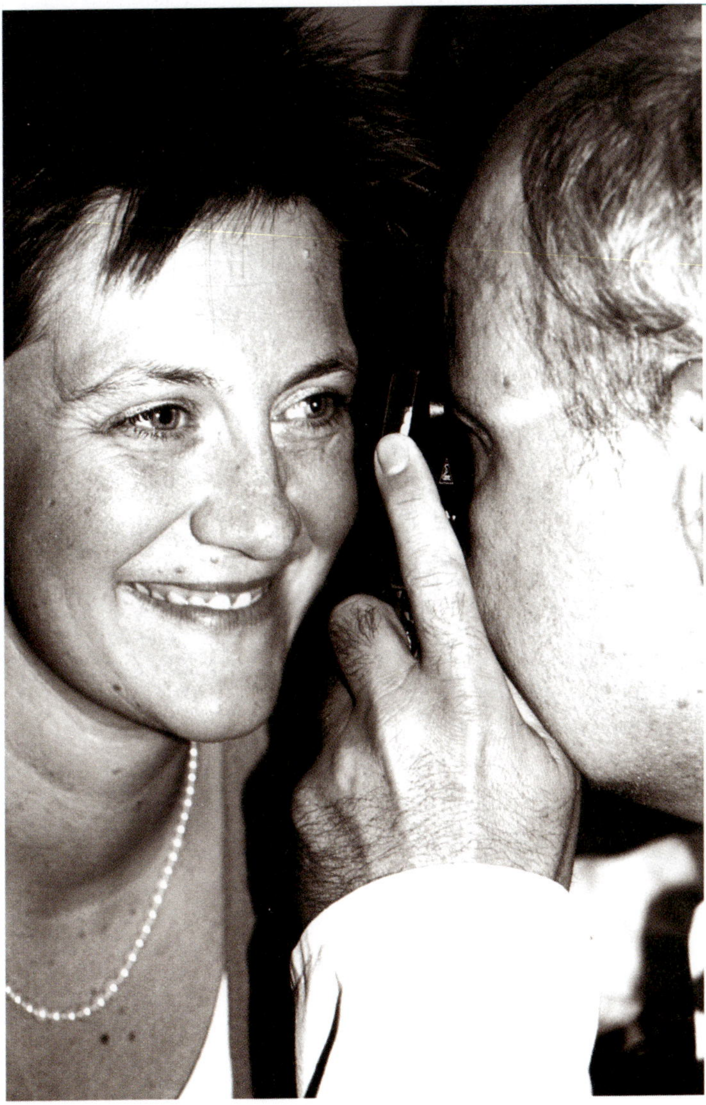

Abb. 6

Mit dem Ophthalmoskop blickt der Augenarzt bis auf Ihren Augenhintergrund.

Ophthalmoskop

Eine Art Hut, den sich der Augenarzt aufsetzt und mit dem er in das Auge leuchtet. In Kombination mit einer Lupe erlaubt es, den Augenhintergrund zu untersuchen.

• Lässt tief blicken: Kontaktglas

Kontaktglas

Wird auf die Augenoberfläche aufgesetzt und erlaubt ebenfalls einen Blick in das Auge.

Eine weitere Möglichkeit bietet das Kontaktglas, das der Augenarzt mit der bereits erwähnten Spaltlampe kombiniert. Es erlaubt einen Blick auf die Netzhaut. Für die Untersuchung tröpfelt der Augenarzt zunächst einen Betäubungstropfen auf das Auge. Anfangs brennt der Tropfen etwas, aber nach einigen Sekunden ist die Augenoberfläche vorübergehend betäubt. Dann setzt er das Kontaktglas vorsichtig auf das Auge. Während der Augenarzt das Kontaktglas bewegt, spüren Patienten möglicherweise einen leichten Druck auf den Augen. In der Regel treten aber keine Schmerzen auf.

Der Augenhintergrund liefert nicht nur Informationen über unser Sehorgan, er erlaubt auch Rückschlüsse auf andere, den ganzen Körper betreffende Erkrankungen. Zum Alltag gehören für Augenärzte Patienten, die unter Diabetes mellitus (siehe Seite 79) leiden. Die Zuckerkrankheit schädigt nicht nur die Blutgefäße von Herz, Niere und an den Füßen, sondern auch die des Auges. Im schlimmsten Fall droht sogar eine Erblindung. Krankhafte Veränderungen des Auges lassen aber auch Rückschlüsse auf Bluthochdruck oder erhöhten Cholesterinspiegel zu. Sie gelten als Risikofaktoren für Herzinfarkt und Schlaganfall.

• Angiographie - ein Farbstoff macht die Gefäße sichtbar

Angiographie

Verfahren, das die Blutgefäße der Netzhaut und zum Teil der Aderhaut sichtbar macht.

Die Blutgefäße des Auges macht der Arzt mit der so genannten Angiographie sichtbar. Sie macht die Gefäße der Netzhaut und teilweise der Aderhaut sichtbar. Für die Untersuchung spritzt man einen Farbstoff, der Natriumfluoreszein genannt wird, in die Armvene. Anschließend setzt sich der Patient vor eine Fotokamera und blickt in diese. Während sich das Mittel in den Blutgefäßen des Körpers und damit auch in denen der Augen verteilt, werden Fotos angefertigt. Der Kontrast der Aufnahmen entsteht durch das Leuchten - Fachleute sprechen von Fluoreszenz - des Farbstoffes, das entsteht, wenn das Licht einer bestimmten Farbe darauf scheint. Die Methode heißt deswegen auch Fluoreszeinangiographie. Ein anderer Farbstoff - das Indocyaningrün - lässt den Augenarzt etwas tiefer in

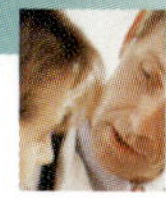

das Gewebe blicken. Er ist besonders wichtig bei Menschen mit einer altersbedingten Makuladegeneration.

Es findet keine Belastung mit Röntgenstrahlen oder radioaktiven Stoffen statt, wie sie teilweise andere bildgebende Verfahren verwenden. Das Farbmittel scheidet der Körper über den Urin aus. Dieser leuchtet am gleichen Tag hellgelb. Auch die Haut nimmt einen gelblichen Ton an, als wenn man zu viele Mohrrüben gegessen hat. Manchmal kommt es für ein bis zwei Minuten zu einer leichten Übelkeit. Allergische Reaktionen treten sehr selten auf.

• Um die Ecke schauen - Gonioskopie

Bei der Gonioskopie verwendet der Augenarzt eine Variante des Kontaktglases, das er wieder mit der Spaltlampe kombiniert. Es erlaubt ihm einen Blick um die Ecke in den Winkel des vorderen Auges. Beim gesunden Auge fließt dort ungehindert das so genannte Kammerwasser ab. Diese Flüssigkeit läuft permanent in das vordere Auge wie bei einem immer aufgedrehten Wasserhahn. Beim Glaukom treten oft Störungen des Abflusses auf. Das Gonioskop zeigt aber auch, ob sich Narbengewebe gebildet hat oder Farbstoffe eingelagert haben. Wie beim herkömmlichen Kontaktglas betäubt der Augenarzt das Auge vor der Untersuchung mit speziellen Tropfen.

Gonioskopie

Eine Variante der Spaltlampenuntersuchung. Lässt quasi um die Ecke schauen, etwa in den Augenwinkel.

Messung des Augeninnendrucks

Sie spielt eine besondere Rolle, um die Augenkrankheit Glaukom (siehe Seite 85) zu diagnostizieren.

• Präzise: Tonometrie

In der Regel misst der Augenarzt den Augeninnendruck mithilfe der Tonometrie. Wie beim Kontaktglas betäubt er mit Tropfen die Augenoberfläche. Die Spitze des Messinstrumentes, das so genannte Tonometer, drückt er vorsichtig gegen die Augenoberfläche. Eventuell spüren Patienten dies an den Wimpern. Das Messen selbst verläuft schnell und schmerzlos. Das Tonometer misst die Kraft, die man benötigt, um die nach außen gewölbte Hornhaut glatt zu drücken.

Tonometrie

Methode, um den Augeninnendruck zu messen.

Abb. 7

Druckmessung bei Glaukom (Tonometer).

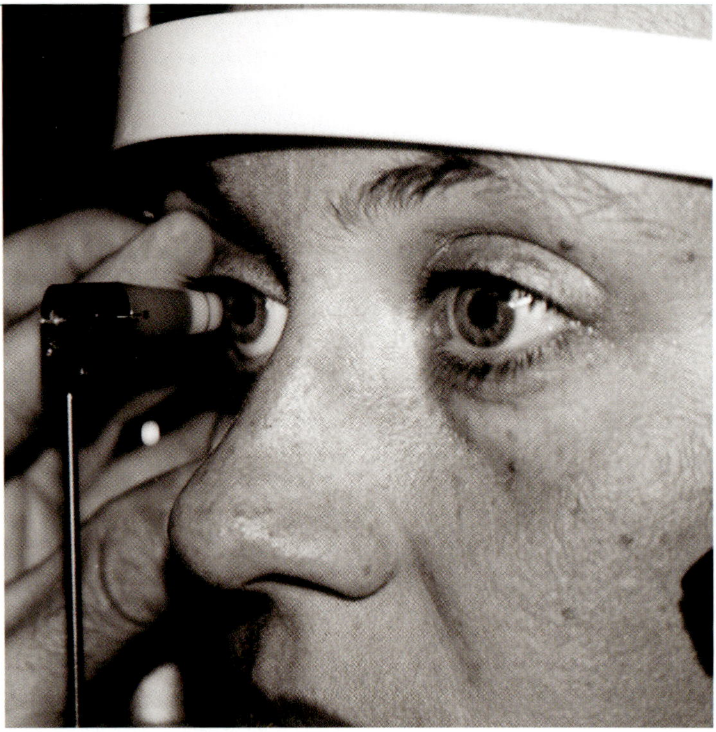

- **Ungenauer Luftstoß**

Neben dem Tonometer gibt es noch andere Methoden, den Augeninnendruck zu überprüfen, etwa mit einem Luftstoß. Hier lässt sich auf die betäubenden Augentropfen verzichten, jedoch liefert diese Methode nicht so exakte Messergebnisse.

Gesichtsfeldprüfung: eine Halbkugel und viele Lichter

Ebenfalls eine wichtige Rolle beim Glaukom spielt das Gesichtsfeld. Wir erkennen nicht nur einen Gegenstand, den wir direkt fixieren, sondern auch sein Umfeld. Die Gegenstände, die sich dort befinden, nehmen wir zwar wahr, Details erkennen wir jedoch nicht. Diesen gesamten Bereich nennt man Gesichtsfeld. Etwa wenn wir an der Ampel das rote Licht betrachten und am Straßenrand noch ein

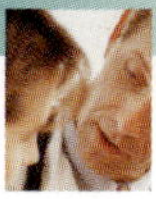

Halteverbotsschild erahnen. Das so genannte Perimeter erfasst das Gesichtsfeld. Dies geschieht mithilfe einer großen Halbkugel, in die der Patient schaut. In der Mitte befinden sich feste Lichter, die er fixiert. Während der Untersuchung blitzen in der Halbkugel immer wieder kleine, unterschiedlich große und helle Lichtpunkte auf. Der Patient soll seinen Blick jedoch nicht auf sie, sondern weiterhin auf die Fixlichter richten. Seine Aufgabe besteht darin, einen Knopf zu drücken, wenn er die aufblitzenden Lichtpunkte wahrnimmt, auch wenn sie nur ganz schwach zu erkennen waren. Ein Computer ermittelt aus diesen Daten das Gesichtsfeld.

Perimeter

Verfahren, mit dem sich das Gesichtsfeld überprüfen lässt.

Rot, Gelb, Grün oder Blau: Test auf Farbblindheit

Einige Menschen können bestimmte Farben nicht erkennen. Diese angeborene Erkrankung trifft Männer achtmal häufiger als Frauen.

• Wieder ein Klassiker: Farbtafeln

Um die Frage zu beantworten, ob man farbenblind ist, verwendet der Augenarzt spezielle Grafiken oder Farbtafeln. Sie beinhalten beispielsweise eine für Normalsichtige klar erkennbare Zahl, etwa die Neun. Farbenblinde sehen sie nicht.

• Exakt Farben mischen: Anomaloskop

Auch ein Gerät, das der Fachmann Anomaloskop nennt, deckt die Farbenblindheit auf. Auf einen Bildschirm blendet es farbige Zeichen und Symbole auf einem ebenfalls farbigen Hintergrund ein. Die Farben kann der Augenarzt mit dem Anomaloskop exakt mischen. Auch der Kontrast zwischen Zeichen und Hintergrund lässt sich regeln. Der Patient muss angeben, welche Zeichen er erkennt. Muss er bei bestimmen Symbolen passen, liegt das daran, dass sie sich für ihn nicht vom Hintergrund abheben.

Anomaloskop

Dieses Gerät misst das Farbsehen.

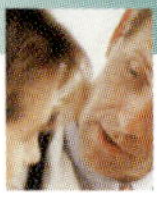

Weitere Methoden: Laserstrahlen und optische Schnitte

Beim Heidelberg Retina Tomographen (HRT), die auch Laser Scanning Tomografie heißt, tastet ein Laserstrahl den Sehnerv und die Netzhaut ab. Das zurückgeworfene Licht analysiert ein Computer und setzt aus den Informationen ein dreidimensionales Bild der Oberfläche zusammen. Moderne HRT-Geräte erkennen bereits minimale Sehnerv- und Netzhautschäden.

Die Abkürzung OCT steht für Optical Coherence Topography. Die OCT macht einen optischen Schnitt durch die Netzhaut und liefert Informationen über Veränderungen, etwa durch Diabetes oder die altersbedingte Makuladegeneration. Auch bei der Beurteilung des Sehnervs - sie spielt besonders beim Glaukom eine Rolle - liefert sie wertvolle Daten.

So genannte elektrophysiologische Untersuchungen können bei der Früherkennung und Verlaufskontrolle verschiedener Augenerkrankungen wie Retinitis pigmentosa oder Glaukom wichtige Hinweise geben. Vereinfacht gesagt reizt der Augenarzt die Sinneszellen der Netzhaut mit fest definierten elektrischen Impulsen. Diese reagieren darauf unterschiedlich - je nachdem, ob sie gesund oder bereits durch eine Krankheit geschädigt wurden.

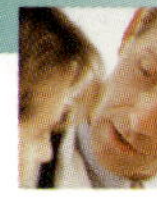

Zusammenfassung

Seine Augen reichen dem Augenarzt meistens nicht, um unsere Sehorgane zu untersuchen. Trotz aller Technik spielen Sehtafeln, etwa zur Bestimmung der Sehschärfe oder bei Tests auf Farbblindheit, immer noch eine wichtige Rolle. Bei fast keinem Augenarztbesuch fehlt die Spaltlampe, eine Art beleuchtetes Mikroskop, das einen Blick in das vordere Auge ermöglicht. Es lässt sich mit anderen Geräten kombinieren. So kann der Augenarzt auch den Augenhintergrund betrachten, der bei vielen Erkrankungen wichtige Informationen liefert. Spezielle Verfahren bilden die Gefäße des Auges ab, sie zeigen, wie viel wir von unserer Umgebung sehen oder wie stark der Druck im Augeninneren ist.

Die Untersuchungen tun in der Regel nicht weh. Bei einigen können kurzzeitige Sehstörungen auftreten, die jedoch nach wenigen Stunden von alleine wieder verschwinden.

Schnell informiert

Das Wichtigste über die Augendiagnose

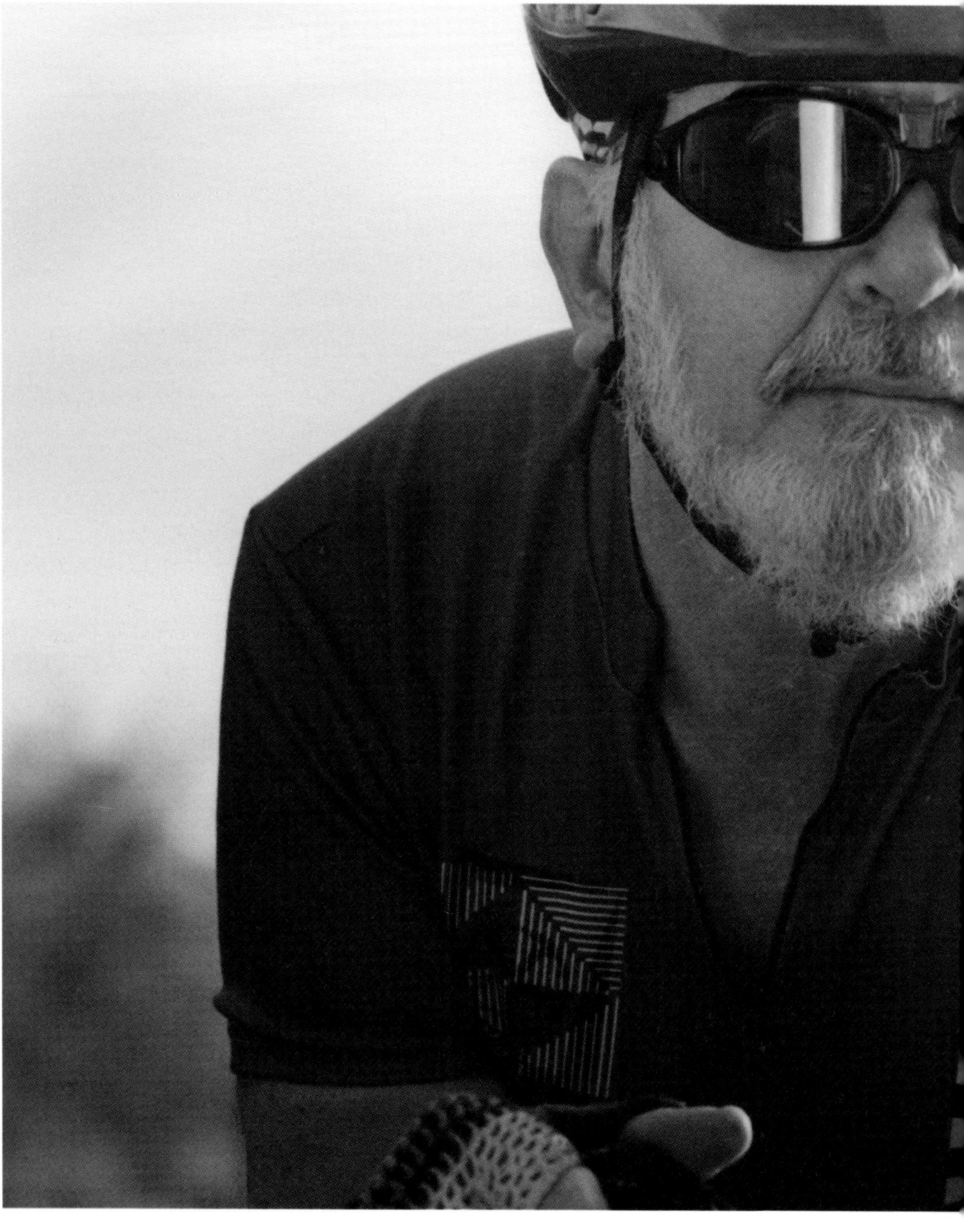

Fehlsichtigkeit - und was sich dagegen tun lässt

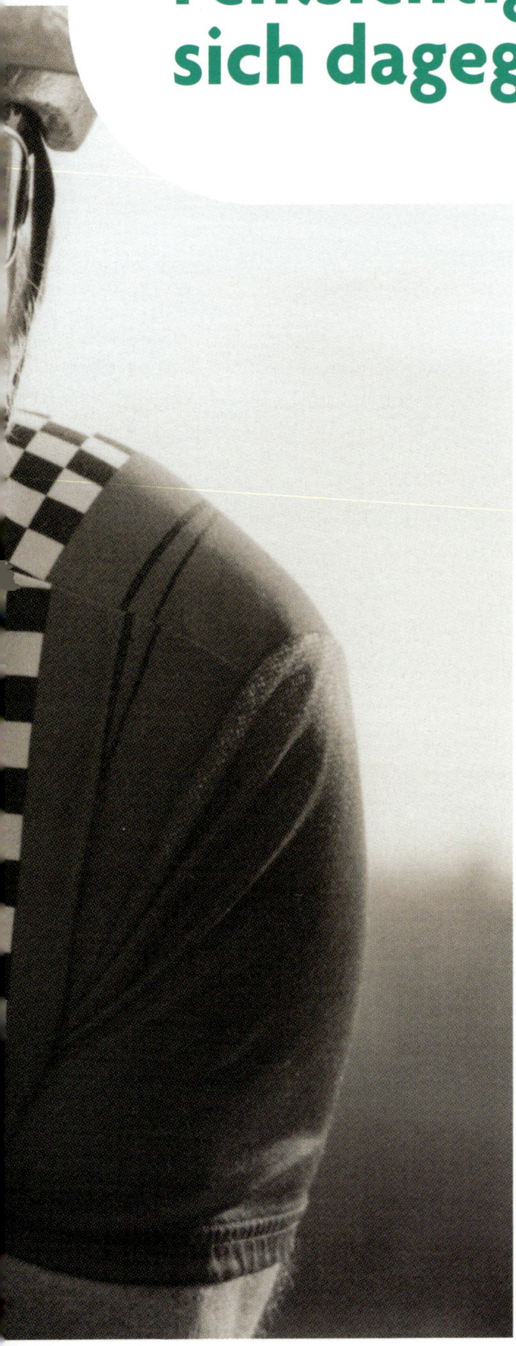

Wenn die Augen kurz- oder weitsichtig sind, handelt es sich um keine Erkrankung. Augenärzte sprechen von Fehlsichtigkeit. Eine Brille, Kontaktlinsen oder auch ein operativer Eingriff können wieder für den richtigen Durchblick sorgen.

Wie bereits erwähnt, gleicht unser Auge einer Fotokamera. Die Lichtstrahlen gelangen durch die Hornhaut und die Pupille in das Augeninnere. Eine besonders wichtige Rolle spielt die Linse. Sie sammelt die Lichtstrahlen und bündelt sie auf dem Film unseres Körpers, der Netzhaut. In diesem Brennpunkt genannten Ort entsteht ein scharfes Bild. Ein normalsichtiges Auge behält immer den Durchblick. Dafür sorgt die Linse. Bei weit entfernten Objekten ist sie flach, die Muskeln, die sie bewegen, sind entspannt. Rücken die Gegenstände näher an das Auge heran, spannen sich die Muskeln an, die Zonulafasern erschlaffen und die Linse wölbt sich passiv so weit, bis ein scharfes Bild entsteht.
Sind nun die einzelnen Teile des Auges, die für gutes Sehen sorgen, nicht exakt aufeinander abgestimmt, kommt es, je nach Situation, zu unscharfen Bildern. Da es sich hier nicht um eine eigentliche Krankheit handelt, sprechen

Netzhaut

Der Film der Augenkamera, der am hinteren Ende des Augapfels liegt

Augenärzte von Fehlsichtigkeit. Unter diesem Oberbegriff fassen sie die Kurzsichtigkeit, die Übersichtigkeit (auch Weitsichtigkeit genannt) und die Stabsichtigkeit zusammen.

Zu früh gebündelt: Kurzsichtigkeit

Am häufigsten führt ein zu langer Augapfel zur Kurzsichtigkeit. Als weitere Ursache kommt eine zu hohe Brechkraft der Hornhaut in Frage. Die Folge bleibt jeweils die gleiche: Trotz flacher Linse bündeln sich die Lichtstrahlen nicht auf, sondern bereits vor der Netzhaut. Es entsteht ein unscharfes, verschwommenes Bild. Das gilt aber nur für entfernte Gegenstände, etwa eine Straßenlaterne. In geringer Entfernung sehen Kurzsichtige einwandfrei.

Bei Kurzsichtigkeit verringern Brillengläser die zu hohe Brechkraft der Hornhaut um einen gewissen Betrag. Fachleute sprechen deshalb auch von Minusgläsern. Die Brechkraft dieser Gläser geben Augenärzte beispielsweise mit dem Wert „-2 Dioptrien" an. Mithilfe der Brille bündeln sich die Lichtstrahlen jetzt genau auf der Netzhaut. Der Kurzsichtige sieht mit ihr auch entfernte Objekte scharf.

Immer wieder kursieren Übungen oder Geräte in der Öffentlichkeit, mit denen sich die Kurzsichtigkeit angeblich wegtrainieren lässt und die Brille überflüssig macht. Schon vor siebzig Jahren waren sie eine Weile im Gespräch. Sie gerieten dann lange Zeit in Vergessenheit, was nicht gerade auf ihren Erfolg schließen lässt.

Das Auge bewegen sechs außen sitzende Muskeln. Sie sind dauernd in Aktion. Auch unwillkürlich und sogar während wir schlafen. Sie befinden sich also ohne zusätzliche Übungen im besten Trainingszustand. Um die Kurzsichtigkeit zu beeinflussen, müssten diese Muskeln durch gleichzeitiges seitliches Ziehen nach außen (zum Ohr und zur Nase) den Augapfel verkürzen. Anatomisch unmöglich. Andere wollen den Muskel entspannen, der die Linse verformt. Auch dieser Ansatz war bisher nicht erfolgreich, wie auch von Augenärzten bestätigt wird. Um die Kurzsichtigkeit zu untersuchen, geben sie den Patienten ein Medikament, das diese Muskeln entspannt. An der Fehlsichtigkeit ändert sich jedoch nichts. Entspannungsübungen und

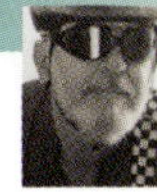

Augenmuskeltraining beseitigen nicht die Kurzsichtigkeit. Das stellten auch Augenärzte fest, die trotz aller theoretischen Bedenken die Übungen versuchsweise bei ihren Patienten anwandten. Ähnlich erfolglos arbeiten auch die so genannten Rasterbrillen.

Zu spät gebündelt: Weitsichtigkeit

Leidet ein Mensch unter einer Hornhaut mit zu hoher Brechkraft oder ist - viel häufiger - sein Auge zu kurz, liegt eine Über- oder auch Weitsichtigkeit vor. Dies ist das Gegenteil der Kurzsichtigkeit. Die Folge: Die Linse bündelt die Lichtstrahlen erst hinter der Netzhaut. Es entsteht ein unscharfes Bild. Anders als beim kurzsichtigen Auge

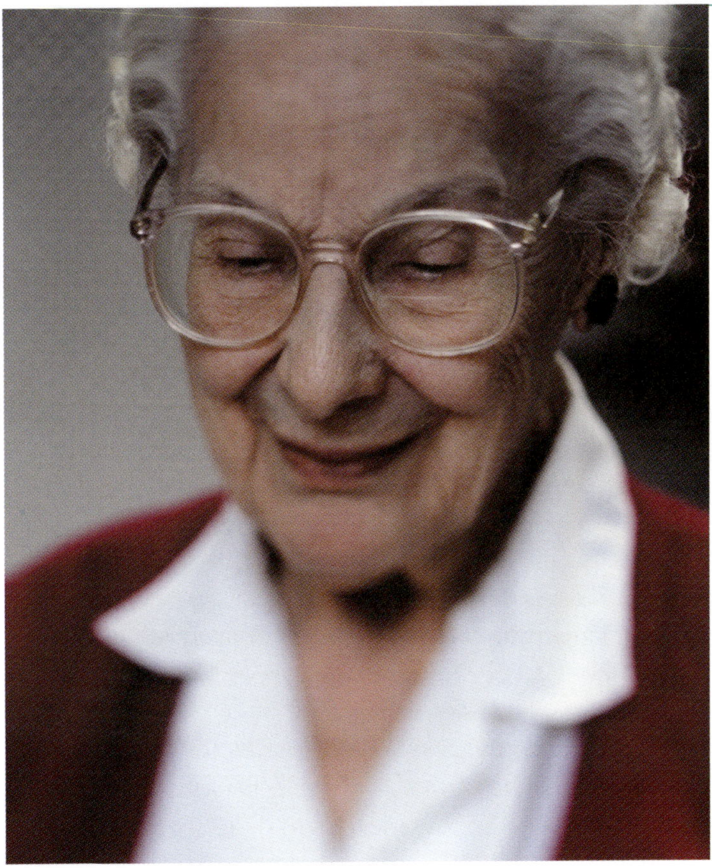

Abb. 8

Mit einer Altersweitsichtigkeit braucht man entweder eine Brille zum Lesen - oder immer längere Arme.

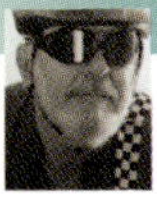

gelingt es der Augenlinse bis zu einem gewissen Grad, die Weitsichtigkeit auszugleichen. Wenn sie sich verformt beziehungsweise immer weiter wölbt, erhöht sie ihre Brechkraft. Allerdings nimmt diese Fähigkeit mit dem Alter immer weiter ab. Übersichtige Menschen sehen daher bis ins Alter in der Ferne meist gut. Für die Nahsicht wird mit den Lebensjahrzehnten eine Brille immer wahrscheinlicher. Nur bei sehr starker Weitsichtigkeit benötigen bereits Jugendliche eine Sehhilfe.

Eine Brille korrigiert die Weitsichtigkeit, indem sie die zu geringe Brechkraft des Augengewebes erhöht. Deshalb nennen Augenärzte diese Art der Sehhilfe auch Plusbrillen. Ihre Brechkraft wird mit einem Pluszeichen vor den Dioptrien angegeben, zum Beispiel +2.

Auf der anderen Seite nimmt bei Übersichtigen die Lesefähigkeit früher ab. Zum Lesen muss sich die Augenlinse ebenfalls verformen. Bei Weitsichtigkeit benötigen Betroffene einen Teil dieser Fähigkeit bereits dazu, ferne Gegenstände zu erkennen. Zum Lesen bleibt nur ein geringerer Teil übrig. Da mit zunehmendem Alter die Verformbarkeit der Augenlinse abnimmt, benötigen Übersichtige früher eine Lesebrille als Normalsichtige.

Wenn die Arme immer länger werden: Alterssichtigkeit

Wie bereits beschrieben, lässt mit zunehmendem Alter die Fähigkeit der Augenlinse nach, sich zu verformen. Sie stellt sich nicht mehr so gut auf die unterschiedlichen Entfernungen ein. Zunächst hilft es noch, die Zeitung weiter weg zu halten, um die Buchstaben zu erkennen. Mit der Zeit benötigen auch normalsichtige Menschen ab etwa dem 45. Lebensjahr eine Lesebrille für die Nähe. Das wirkt sich auch für Kurzsichtige aus. Wer zum Beispiel unter geringer Kurzsichtigkeit von -2 bis -3 Dioptrien leidet, braucht immer eine Brille, um in die Ferne zu sehen. Auch im Alter. Anders sieht es etwa beim Lesen aus. Dann kann er die Brille abnehmen. Geringe Kurzsichtigkeit erlaubt im Alter auch das Lesen ohne Sehhilfe.

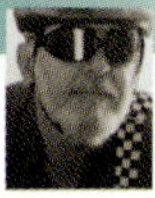

Astigmatismus - Ellipse statt Kugel

Zusätzlich zu Kurz- oder Weitsichtigkeit besteht häufig auch ein Astigmatismus, auch Stabsichtigkeit genannt. Sie entsteht, wenn die Oberfläche der Hornhaut ungleichmäßig gekrümmt ist. Idealerweise besitzt die Hornhaut eine gleichmäßige, halbkugelartige Form. Vorteil: Sie bildet so senkrechte und waagrechte Linien scharf ab. Eine wie eine Ellipse geformte Hornhaut schafft dies nicht. Sie verzerrt das Bild. Einen Punkt bildet sie beispielsweise nicht als Punkt, sondern als Strich ab. Auch diese Form der Fehlsichtigkeit lässt sich mit einer Brille korrigieren.

Astigmatismus

Auch unter dem Namen Stabsichtigkeit bekannt. Die Hornhaut besitzt keine gleichmäßige, halbkugelartige Form. Betroffene sehen Bilder

Ältestes Mittel gegen Fehlsichtigkeit: die Brille

Ob Kurz-, Weit-, Alterssichtigkeit oder Hornhautverkrümmung - eine Brille sorgt für den richtigen Durchblick. Fast jeder dritte Bundesbürger trägt sie ständig. Ein gutes Viertel greift gelegentlich auf diese Sehhilfe zurück - so das Ergebnis der Allensbacher Brillenstudie 2002. Viele Brillenträger besitzen mindestens ein zweites Exemplar dieser Sehhilfe.

Der Name Brille stammt vom Halbedelstein Beryll. In Linsenform geschliffen, verwendete man ihn im Mittelalter unter dem Namen Lesestein als Lupe, um Texte zu lesen. Obwohl die Menschen bereits in der Antike von der Brechkraft der Linsen wussten, nutzten sie diese noch nicht als Sehhilfe. Die Möglichkeit, das Auge mit einer Linse zu unterstützen, beschrieb erstmals der arabische Mediziner Ibn el Heitham um 1000 nach Christus. Um 1270 wurden erstmals Berylle und auch Quarze geschliffen und als Lesesteine verwendet. Zunächst aber nur zum Nahsehen bei Alterssichtigkeit. Die erste Brille tauchte wahrscheinlich gegen Ende des 13. Jahrhunderts in Venedig auf.

Schwierigkeiten gab es vor allem mit der richtigen Befestigung. Es gab Stil-, Riemen-, Klemm-, Stirnreifen- oder Fadenbrillen. Für die Fassungen verwendete man Metall, Leder, Bein oder Horn. 1478 gab es in Nürnberg den ersten „Paryllenmacher", Jacob Pfuhlmeier. Den

Vorläufer der heutigen Brillengestelle entwickelte 1746 der Pariser Optiker Thonin. Er klammerte die Linsen mit Stangen an den Schläfen an. Gegen Ende des 19. Jahrhunderts wurde die Korrektur der Fehlsichtigkeit endgültig auf eine wissenschaftliche Grundlage gestellt. 1910 entwickelte die Firma Carl Zeiss erstmals punktuell abbildende Gläser. Von da an nahm die Brillentechnik einen rasanten Aufschwung.

Abb. 9

Die Vorwölbung der Gläser muss individuell für jede Brille berechnet werden. Das wird seit 1910 so gemacht.

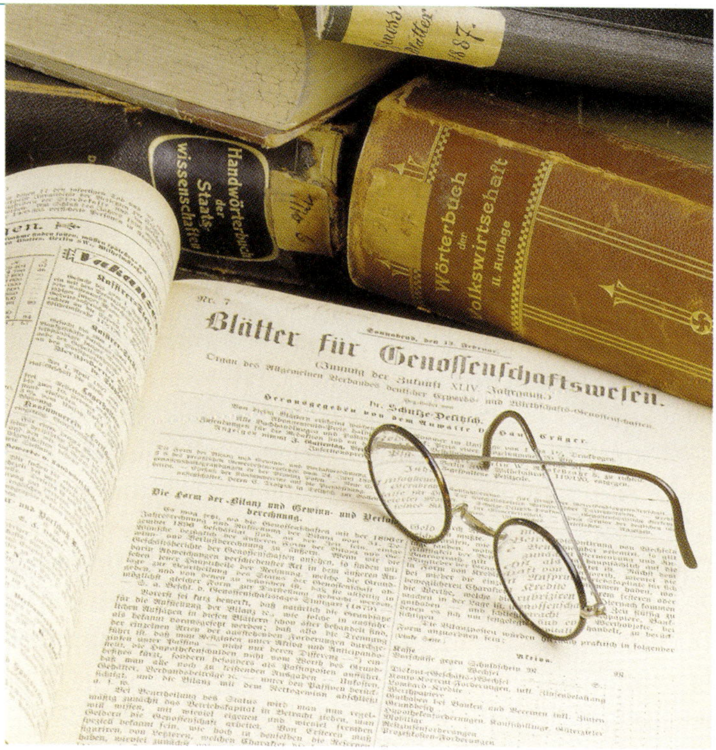

• Tönung und Spiegelung

Nicht nur die richtige Schärfe der Brillengläser spielt eine besondere Rolle. Auch andere Faktoren sorgen für gutes Sehen (und gesehen werden): das Material der Linsen, das Design, die Linsenstruktur und Zusätze wie Tönung oder Spiegelung. In den meisten Fällen machen die Gläser mehr als die Hälfte des Preises einer Brille aus. Nicht jede

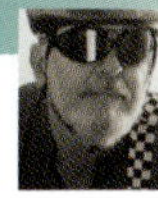

Ausführung eignet sich für alle Situationen. Ein Leistungssportler benötigt ein anderes Modell als eine Person, die im Büro arbeitet. Modebewusste tragen oft dünne und leichte Linsen. Beim Sport leisten robuste Gläser aus Polycarbon gute Dienste. Spezielle Tönungen schützen vor Sonnenlicht, besonders im Urlaub.
Trifft Licht auf eine Glasfläche, spiegelt sie es teilweise wieder zurück. Für Brillenträger bedeutet das, dass sich Gegenstände aus der Umgebung in der eigenen Brille spiegeln. Sie sehen sie oft nur verschwommen oder wie durch einen Schleier. Personen, die einen Brillenträger anschauen, sehen nicht seine Augen, sondern nur ihr eigenes Spiegelbild. Mit entspiegelten Gläsern passiert das nicht. Bereits 1935 präsentierte Carl Zeiss die Entspiegelungs-Beschichtung. Je hochwertiger diese Beschichtung, desto weniger spiegelt die Brille.

• Glas und Kunststoff

Normalerweise bestehen Brillengläser aus so genanntem Kronglas. Der Name stammt aus dem früher in England üblichen Produktionsverfahren, bei dem das zähflüssige heiße Glas zunächst zu einer Kugel geblasen wurde und dann beim Abflachen an den Rändern geriffelt war und so als Zwischenstufe die Form einer Krone annahm. Mit diesem Glas lassen sich alle leichten und mittleren Fehlsichtigkeiten gut korrigieren. In anderen Fällen verwendet man stärker brechende Spezialgläser. Minus-Gläser für Kurzsichtige sind in der Mitte immer etwa gleich dick, nur ihre Randstärke variiert. Bei Plus-Gläsern für Weitsichtige verändert sich dagegen immer die Mitte.

Kronglas

Glas, das nach einem bestimmten in England entwickelten Verfahren produziert wird. Standardmaterial für Brillen.

In den 60er Jahren kamen erstmals Kunststoffgläser auf den Markt. Sie besitzen die gleichen optischen Eigenschaften wie Brillenglas, wiegen aber wesentlich weniger und zerbrechen nicht, wenn sie herunterfallen. Ihr einziger Nachteil: Ihre Oberfläche zerkratzt leichter. Mit neuen Verfahren gelang es, ihre Oberflächen härter zu gestalten. In Bezug auf die Härte schließt sich die Lücke zwischen Kunststoff- und Glaslinsen immer weiter.

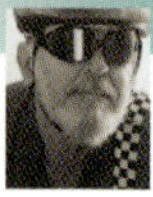

• Es bleibt nur eine Brille: Zwei- und Mehrstärkengläser

Lästig wird es für viele Menschen im Alter, mit zwei Brillen zu hantieren. Sie benötigen eine für die Fern- und eine für die Nahsicht. In vielen Fällen lassen sich so genannte Mehrstärkengläser verwenden. Beim Zweistärken- oder Bifokalglas handelt es sich um ein Brillenglas für die Ferne, das einen fast unsichtbaren Zusatzteil für die Nähe beisitzt. Die Dreistärken- oder Trifokalbrillen besitzen sogar drei verschiedene Zonen. Ab dem 55. Lebensjahr sehen viele Menschen auch in einer Entfernung von einem halben bis einem Meter nicht mehr so gut, so dass sie ein Zwischenteil benötigen.

Bifokalglas

Brillenglas für die Ferne und einem Zusatzteil für die Nähe.

Trifokalbrillen

Gläser mit drei verschiedenen Sehzonen.

Die unterschiedlichen Zonen liegen so auf der Mehrstärkenbrille, dass der Blick automatisch in den Bereich fällt, den das Auge auch benötigt. Schaut man beispielsweise auf ein entferntes Objekt, hebt man den Blick und schaut durch den oberen Teil der Brille. Beim

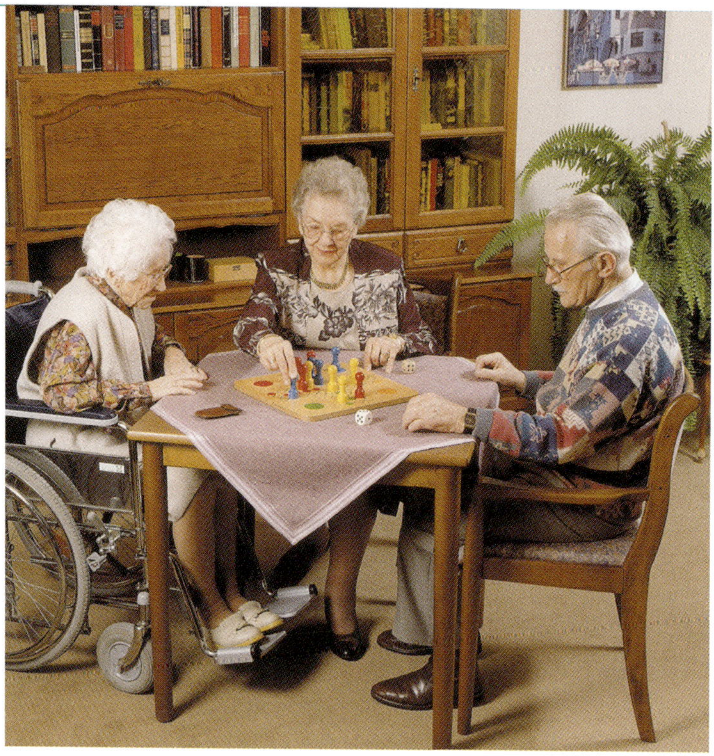

Abb. 10

Mit einer Bifokalglasbrille kann man nah und weit gut sehen.

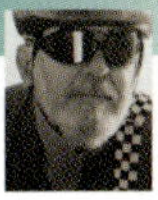

Lesen senkt man ihn dagegen und kann in der vor einem liegenden Zeitung scharf lesen. Nur wenn wir beim Gehen plötzlich auf ein Hindernis stoßen und nach unten schauen, etwa eine Treppenstufe, schaut man natürlich mit dem Teil der Brille, der eigentlich für die Nähe gedacht ist. Das Bild ist dann mehr oder weniger unscharf. Viele Träger von Mehrstärkengläsern müssen sich erst an die Trennkanten der verschiedenen Sehzonen gewöhnen. Sie führen zunächst zu kleinen Bildsprüngen. Nach kurzer Zeit haben sich die Augen jedoch daran gewöhnt und nehmen sie nicht mehr wahr.

- **Keine Trennkanten: Gleitsichtgläser**

Auch Gleitsichtgläser besitzen mehrere Sehstärken. Allerdings besitzen sie keine Trennkanten, sondern gleitende Übergänge. Deswegen die Bezeichnung „Gleitsicht"-Glas. Wie bei den klassischen Mehrstärkengläsern müssen sich die Augen an die neue Situation gewöhnen. Außerdem entstehen am Rand unscharfe Bereiche, weil die Übergangszonen sehr eng sind. Wer also zur Seite schauen möchte, muss mit dem Kopf teilweise der Augenbewegung folgen. So bleibt man in der richtigen Sehzone der Gleitsichtgläser. Für besondere Anforderungen, etwa spezielle Berufsgruppen, gibt es Sonderanfertigungen. Der Bereich für das Nahsehen kann dann auch oben liegen.

Gleitsichtglas

Besitzt ebenfalls mehrere Sehstärken. Die Übergänge verlaufen fließend.

Kontaktlinsen: die Tränenschwimmer

Nicht nur Brillen helfen fehlsichtigen Augen, sondern auch Kontaktlinsen. Rund zweieinhalb Millionen Bundesbürger nutzen diese Form der Sehhilfe. Kontaktlinsen funktionieren nach dem gleichen Prinzip wie eine Brille. Nur liegt die künstliche Linse diesmal nicht auf einem Gestell vor den Augen, sondern befindet sich direkt auf der Hornhaut. Sie sind quasi auf der Tränenflüssigkeit schwimmende Kunststoffschalen.

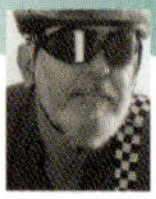

Info

Vorteile von Kontaktlinsen

- Es gibt keine Brillenfassung, die das Blickfeld einengt.
- Je stärker das Brillenglas ist, desto weniger scharf bildet es am Rand ab. Kontaktlinsen verschaffen dagegen eine klare Rundumsicht.
- Kontaktlinsen stören nur bei wenigen Aktivitäten.
- Mit den Linsen lassen sich fast alle Fehlsichtigkeiten korrigieren. Auch solche mit starken Verkrümmungen der Hornhaut.
- Kontaktlinsen sind für Außenstehende nahezu unsichtbar und verändern nicht das natürliche Aussehen.
- Kontaktlinsen beschlagen und verstauben nicht.

Abb. 11

Und das soll ins Auge gehen? Nur bei den ersten Malen kompliziert.

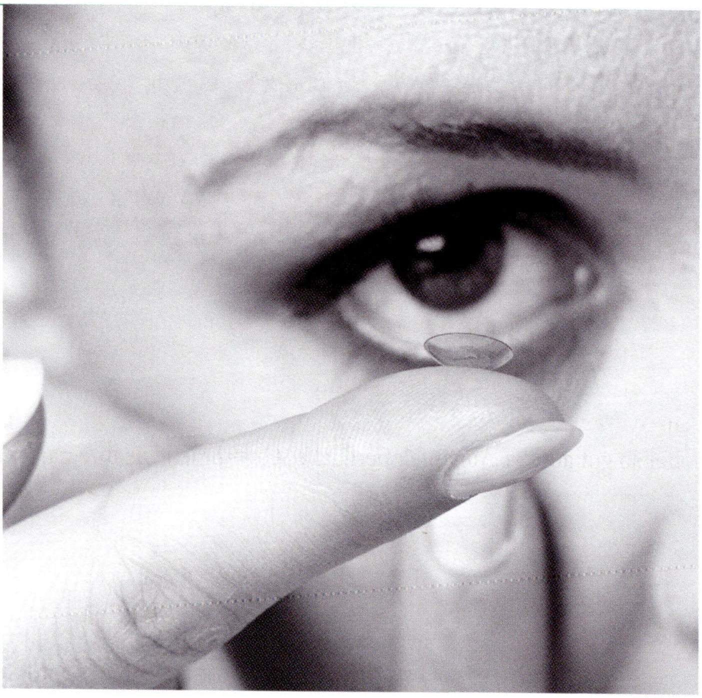

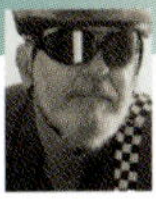

Die Linsen sind trotzdem nicht jedermanns Sache. Bei vielen verursachen sie ein Fremdkörpergefühl in den Augen. Außerdem verändern sie den Tränenhaushalt, was zu einem trockenen Auge führen kann (siehe Seite 61). Zudem können verstärkt Infektionen durch Bakterien, Viren oder Pilze auftreten. Die Linsen selbst und ihre Pflegemittel können auch zu allergischen Reaktionen am Auge führen (siehe Seite 58).

• Harte und weiche Typen

Der Augenarzt prüft in der Vorsorgeuntersuchung, ob Patienten überhaupt Kontaktlinsen tragen dürfen und empfiehlt den geeigneten Typ. Es gibt zwei Sorten: harte und weiche Kontaktlinsen. Harte gibt es bereits seit 1950. Sie bestehen aus Kunststoff wie Plexiglas, Silikon oder Zelluloseacetatbutyrat. Sie haften beziehungsweise schwimmen auf der Hornhautoberfläche und halten bis zu drei Jahren. Ihr Durchmesser ist etwas größer als die Pupille. Gerade weil sie so klein sind, können sie leicht aus den Augen fallen. An harte Kontaktlinsen muss sich das Auge erst eine Weile gewöhnen, da sie ein stärkeres Fremdkörpergefühl als weiche Linsen verursachen. Dafür lassen sich diese Linsen einfacher pflegen. Außerdem gelangt durch sie relativ viel Sauerstoff hindurch, was besonders der Hornhaut sehr gut tut. Zusätzlich saugen sich harte Kontaktlinsen nicht auf der Augapfeloberfläche fest. Deswegen eignen sie sich sehr gut, um Verkrümmungen der Hornhaut auszugleichen.

Harte Kontaktlinsen

Bestehen aus relativ hartem Material. Vorteil: einfache Pflege.

Weiche Kontaktlinsen wurden Anfang der 70er Jahre entwickelt. An sie muss sich das Auge zwar nicht so lange gewöhnen und das Tragen wird in der Regel als angenehm empfunden. Dafür gleichen diese Linsen nur relativ kleine Verkrümmungen der Hornhaut aus, weil sie nicht so gut auf der Augapfeloberfläche schwimmen wie ihre harten Konkurrenten. Im Gegensatz zu harten Linsen erfordern die weichen eine intensivere Pflege und verschleißen schneller.

Weiche Kontaktlinsen

Auge gewöhnt sich relativ schnell an sie. Benötigen aber eine intensivere Pflege.

Einmallinsen

Werden nur einmal verwendet und dann weggeworfen.

Austauschsysteme

Diese Linsen wechseln die Benutzer nach einer fest definierten Zeit. Erfordern die gleiche Pflege wie herkömmliche Linsen.

• Einmallinsen und Austauschsysteme

Es gibt verschiedene Systeme. Einige weiche Linsen haben wie die harten eine maximale Tragezeit, nach der sie ihre Träger ersetzen sollen. Einmallinsen werden nur einmal verwendet. Sie haben den Vorteil, dass sie keine gesonderten Hygiene- und Desinfektionsmaßnahmen benötigen. Händewaschen vor und nach dem Einsetzen gehört aber auch hier zum Pflichtprogramm. Austauschsysteme wechseln Benutzer nach einer vom Hersteller festgelegten Dauer. Der häufigste Zyklus dauert 30 Tage. Es gibt aber auch Systeme für vierzehn Tage, drei oder sechs Monate. Sie müssen genauso behandelt werden wie herkömmliche weiche Linsen. Allerdings sammeln sich während der kürzeren Zeit nicht so viele Ablagerungen an.

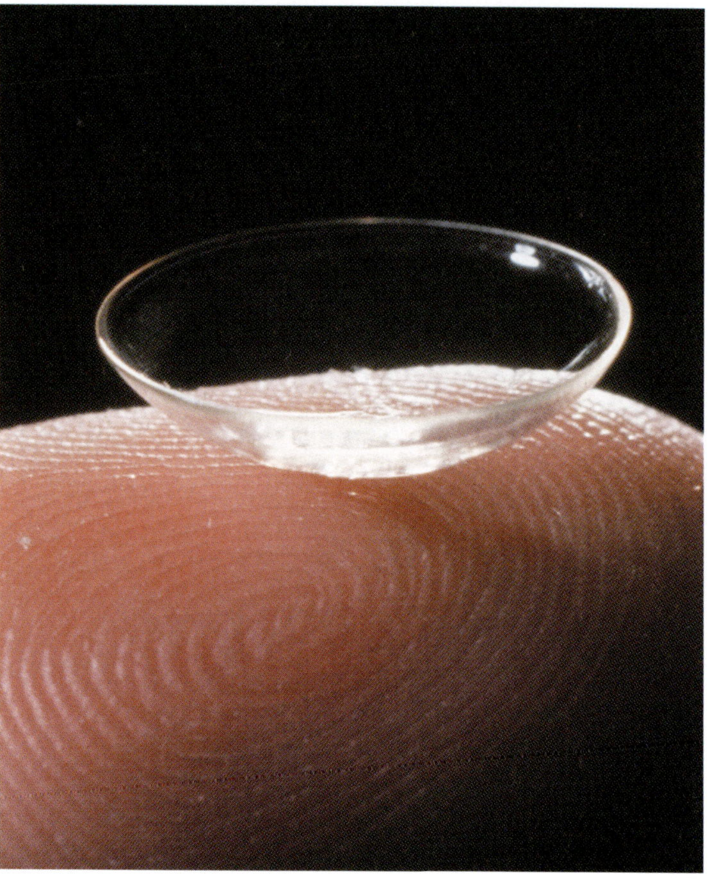

Abb. 12

Ob hart oder weich - die zarten Linsen müssen gut behandelt werden.

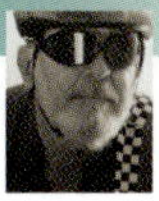

Besondere Vorteile besitzen Kontaktlinsen beim Sport. Sie lassen sich leichter handhaben als eine Brille, die bei einigen sportlichen Aktivitäten eher stört. Skifahrer können beispielsweise auf eine Spezialbrille mit ihrer Sehstärke verzichten. Auch viele Wassersportler wie Taucher oder Schwimmer können die Linsen mit einer klassischen Schutzbrille kombinieren. Die bei diesen Sportarten verwendeten Linsen sind größer als die sonst üblichen. Das verhindert, dass das Wasser sie leicht aus dem Auge spült.
Seit einiger Zeit gibt es auch getönte Kontaktlinsen mit UV-Schutz. Allerdings benötigen ihre Verwender in vielen Situationen trotzdem eine herkömmliche Sonnenbrille. Bei schnell wechselnder Beleuchtung, etwa bei der Autofahrt in einen Tunnel, lassen sich die getönten Linsen nicht abnehmen wie eine Brille.
Hochwertige Sonnenbrillen schützen nicht nur die Augen, sondern auch das benachbarte Gewebe wie die Augenlider vor den UV-Strahlen. Zudem schirmen sie Wind und aufgewirbelten Schmutz und Staub ab.

Operationen gegen Fehlsichtigkeit: refraktive Chirurgie

Einige Patienten möchten gerne auf jegliche Sehhilfe verzichten, also weder Brille noch Kontaktlinsen tragen. Hier kann die so genannte refraktive Chirurgie helfen. Sie verbessert die Sehkraft dauerhaft, indem sie die Form der Hornhaut verändert oder eine neue oder zusätzliche Kunststofflinse einsetzt, die den jeweiligen Sehfehler korrigiert.

Refraktive Chirurgie

Operative Eingriffe, die Fehlsichtigkeit dauerhaft beseitigen.

Von der Möglichkeit, durch eine Augenoperation mit dem Laser die Sehleistung deutlich zu verbessern, mit der Aussicht, bei erfolgreichem Verlauf möglicherweise ganz auf eine Brille verzichten zu können, haben schon 82 Prozent der Brillenträger gehört. Diese Zahlen präsentierte das Kuratorium Gutes Sehen e.V. Wenn das bei ihren Augen möglich wäre, würden 22 Prozent der Brillenträger so eine Laseroperation machen lassen. 57 Prozent sagen dagegen klar

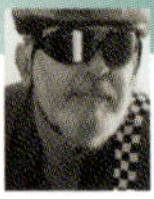

„Würde ich nicht machen lassen". Überdurchschnittlich groß ist das Interesse an einer solchen Laseroperation am Auge bei jungen Brillenträgern.

Eine Operation kommt aber nur in Frage, wenn die Fehlsichtigkeit stabil ist. Vor allem ersetzt sie nicht die Lesebrille, die man ab dem 40. Lebensjahr durch die nachlassende Verformbarkeit der Augenlinse benötigt. Trotz hoher Genauigkeit gibt es Fälle, bei denen Brille oder Kontaktlinsen nicht völlig überflüssig werden. Möglicherweise wird eine erneute Operation nötig, um das gewünschte Ergebnis zu erreichen.

Im Fall des kurzsichtigen Auges verringern Chirurgen die Brechkraft der Hornhaut, indem sie diese verdünnen. Bei der Weitsichtigkeit passiert genau das Gegenteil. Die Krümmung der Hornhaut wird erhöht, was die Brechkraft steigert.

Um eine Verkrümmung der Hornhaut zu behandeln, geben Chirurgen einzelnen Teilen eine neue Form. Sie machen sie gleichmäßiger, so dass sich klare und nicht verzogene Bilder auf der Netzhaut abbilden.

Vor jedem Eingriff untersucht der behandelnde Augenarzt das Auge genau. Mit dem Computer bestimmt er den Brechwert des Auges und zeichnet ein exaktes Oberflächenbild der Hornhaut auf.

Ob eine Operation in Frage kommt und welche Methode sich eignet, kann nur ein Augenarzt entscheiden. Er ist auch der richtige Partner bei der Frage, wie eine Operation finanziert wird. Denn nicht jede Krankenkasse unterstützt diese Eingriffe oder kommt gar für die gesamten Kosten auf. Diese können pro Auge bei 1 500 Euro und mehr liegen.

Es gibt folgende Methoden der refraktiven Chirurgie:

- **LASIK: aufgeklappte Buchdeckel**

LASIK-Methode

Abkürzung steht für Laser in-situ Keratomileusis. Verbreitetster Eingriff, um Fehlsichtigkeit operativ zu beseitigen.

LASIK (Laser in-situ Keratomileusis) lässt sich mit „Laserabtragung im Inneren des Hornhautgewebes" übersetzen. Bei dieser in Deutschland verbreitetsten Methode der refraktiven Chirurgie betäubt der Augenarzt zunächst das zu operierende Auge mit Tropfen, damit der Eingriff für den Patienten schmerzfrei verläuft. Dann trennt er mit

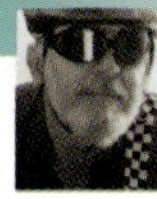

einem speziellen Gerät eine dünne Schicht der Hornhaut ab und klappt ihn wie einen Buchdeckel nach oben. Ein Laser bearbeitet die tiefer liegenden Hornhautschichten. Bei Kurzsichtigkeit verdünnt er die zentrale Hornhaut. Bei Weitsichtigkeit trägt er ringförmig außen liegende Teile ab. Anschließend klappt der Operateur den Hornhaut-Buchdeckel wieder zurück. Der Eingriff dauert in der Regel nicht länger als fünfzehn Minuten, hinterlässt keine Narben und erfolgt in örtlicher Betäubung mit Tropfen. LASIK eignet sich für Kurzsichtigkeit bis maximal -12 Dioptrien, Weitsichtigkeit bis +6 Dioptrien und Hornhautverkrümmungen von maximal -3 Dioptrien. Laut des Verbands für Spezialkliniken für Augenlaser und Refraktive Chirurgie e.V. haben sich allein im Jahr 2002 rund 100 000 Bundesbürger mit dem LASIK-Verfahren operieren lassen.

• PRK: ohne aufgeklappte Buchdeckel

Die seit 1989 angewendete PRK (photorefraktive Keratektomie) unterscheidet sich wesentlich von der LASIK. Es wird keine Hornhautschicht geschnitten und (wie ein Buchdeckel) zurückgeklappt. Es wird nur die oberste Schicht - das so genannte Epithel - entfernt und anschließend die Laserbehandlung durchgeführt. Sie eignet sich für Kurzsichtigkeit von -1 bis -6 Dioptrien und Weitsichtigkeit bis maximal +4 Dioptrien. Eine Hornhautverkrümmung korrigiert sie bis zu -2 Dioptrien. Ein wichtiger Nachteil sind die starken Schmerzen nach der Operation.

PRK

Die Abkürzung steht für photorefraktive Keratektomie. Älteres Verfahren, um Fehlsichtigkeiten operativ zu behandeln.

• LASEK: dünner Buchdeckel

Eine Kombination aus LASIK und PRK bildet das LASEK-Verfahren (Laser Epithelial Keratomileusis). Auch hier trägt ein Laser Hornhaut ab, um eine höhere Sehschärfe zu erreichen. Anders als bei der LASIK-Methode klappt der Operateur nur die oberste Schicht - das Epithel - der Hornhaut wie einen Buchdeckel hoch. Es muss hierbei jedoch nicht geschnitten werden. Anschließend klappt der Chirurg den Deckel wieder zurück. Die Patienten tragen für einige Tage eine therapeutische Kontaktlinse, um die natürliche Heilung zu fördern. Der Korrekturbereich der LASEK liegt ähnlich wie der Bereich der

LASEK

Steht für Laser Epithelial Keratomileusis. Kombination aus LASIK- und PRK-Verfahren.

PRK. Das Verfahren bietet sich besonders für Patienten an, deren Hornhaut für einen LASIK-Eingriff nicht die erforderliche Dicke aufweist. Eine Weiterentwicklung der LASEK stellt die Epi-LASIK dar, bei der das Epithel mit einem speziellen Hobel abgetragen wird.

Im Vergleich der drei Verfahren lässt sich sagen: LASIK führt zu geringeren Schmerzen über einen kürzeren Zeitraum als LASEK. Beide Verfahren vertragen die Patienten aber besser als die PRK. Das Gleiche gilt für das Sehvermögen: Es erholt sich bei der LASIK besonders schnell.

• Hornhautring: die Zwiebel nutzen

Hornhautring

Zwei durchsichtige Kunststoff-Halbringe werden zwischen zwei Hornhautschichten eingefügt und verändern die Brechkraft der Hornhaut.

Beim so genannten Hornhautring reicht ebenfalls eine örtliche Betäubung aus. Er behebt nur eine Kurzsichtigkeit bis -4 Dioptrien. Die Methode macht sich zunutze, dass die undurchblutete Hornhaut aus Schichten besteht, ähnlich wie eine Zwiebel. Ein spezielles Gerät, das wie ein Korkenzieher funktioniert, bohrt zwei halbkreisförmige Löcher zwischen zwei Schichten. In diese setzt der Chirurg zwei durchsichtige Halbringe aus Kunststoff ein. Sie heben die Hornhaut im äußeren Bereich nach oben, ihre Mitte flacht sich ab. Die Brechkraft ändert sich. Anschließend vernäht der Augenarzt die beiden Löcher. Vorteil dieser Methode: Bei Bedarf lassen sich die Ringe wieder entfernen. Eine Laserbehandlung lässt sich dagegen nicht rückgängig machen. Nachteil: Die Ringe beheben nur geringe Kurzsichtigkeit. Es liegen noch keine Langzeitergebnisse vor. Und ein nah stehender Betrachter sieht die Kunststoffringe.

• Künstliche Linsen: auch bei starker Fehlsichtigkeit

Die Methode der künstlichen Linsen eignet sich nur für Patienten, die für LASIK oder die PRK nicht in Frage kommen. Sie wenden Augenärzte auch bei starker Kurzsichtigkeit von -10 bis -20 Dioptrien und bei Weitsichtigkeit von +4 bis +8 Dioptrien an. Es gibt zwei unterschiedliche Arten von künstlichen Linsen: Hinterkammer- und Vorderkammerlinsen.

Die künstliche Linse der Hinterkammer setzen Augenärzte, wie der Name schon sagt, in die Hinterkammer des Augapfels ein. Die körpereigene Linse behält ihre Fähigkeit, sie auf nahe liegende Objekte scharf zu stellen. Die Vorderkammerlinse setzten Operateure

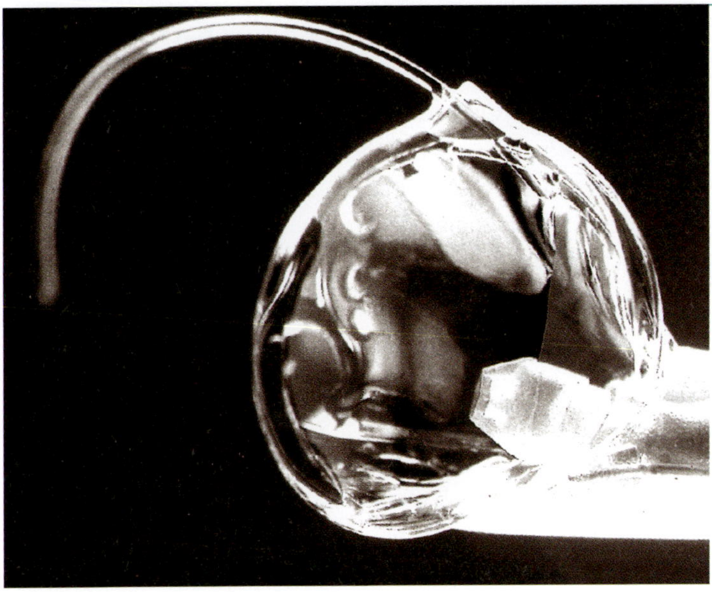

Abb. 13

Künstliche Linse vor ihrem operativen Einsatz.

zwischen der Hornhaut und der Iris ein. Hier gibt es zwei Möglichkeiten: Die Linse wird mit kleinen Bügeln abgestützt oder an der Regenbogenhaut (Iris) festgeklemmt. Die Operation erfolgt meist in Vollnarkose und dauert in der Regel nicht länger als zwanzig Minuten. Brillen, Kontaktlinsen und refraktive Chirurgie lösen nicht jedes Sehproblem. Sie können nichts ausrichten gegen Funktionsausfälle, die im Bereich des Sehnervs oder der Netzhaut entstehen. Zerstörte Sinneszellen und Sehnervenfasern vermag kein Medikament und keine Operation wieder herzustellen. Trotz der großen Fortschritte in der Augenheilkunde sind auch ihr leider Grenzen gesetzt. Dennoch kann der Augenarzt den Betroffenen mit speziellen optischen Hilfsmitteln das Schicksal erleichtern.

Jenseits von Brille und Operationen

Sehr schwer fehlsichtigen Patienten helfen herkömmliche Sehhilfen und Operationen nicht weiter. Sie benötigen andere Hilfsmittel.

• Lupe & Co - jenseits von Sherlock Holmes

Eine Vergrößerung von Buchstaben oder dem Fernsehbild nutzt besonders Personen, die unter einer herabgesetzten zentralen Sehschärfe leiden. Je geringer sie ist, desto stärker muss die Vergrößerung sein. Eine verstärkte Lesebrille vergrößert bis auf das Doppelte. Handlupen erlauben höhere Vergrößerungsgrade, jedoch lässt sich eine Zeitungsspalte nur bis zu einem Faktor von 4 noch überblicken. Als zusätzliche Hilfsmittel bieten sich kleine Taschenlupen, oft mit batteriebetriebenen Leuchten an, etwa um Kontoauszüge lesen zu können. Auch Lupen in Brillenfassungen oder Fernrohr-Lupenbrillen rücken Objekte näher heran.

• Bildschirm-Lesegerät: Hilfe per Kamera

Bildschirm-Lesegerät

Vergrößert Texte, die eine Kamera aufnimmt, bis auf das 60fache.

Wenn diese Mittel nicht weiterhelfen, bieten sich Bildschirm-Lesegeräte an. Sie geben einen Text, den eine Kamera aufnimmt, in bis zu 60facher Vergrößerung wieder. Nicht jeder Patient kommt mit ihnen klar. Sie müssen sich nicht nur an die Technik gewöhnen. Auch die starke Vergrößerung und die kleinen Zeilenabschnitte erfordern eine hohe Konzentration.

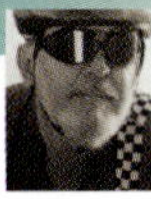

Zusammenfassung

Schnell informiert

Das Wichtigste über Hilfen bei Fehlsichtigkeit

Ob kurz- oder weitsichtig - es gibt viele Möglichkeiten, unseren Augen wieder zu einer scharfen Sicht zu verhelfen. Bereits seit dem Mittelalter gibt es Brillen. Moderne Mehrstärken- und Gleichsichtgläser korrigieren sogar mehrere Sehfehler mit einer einzigen Brille.

Bereits seit 1950 gibt es Kontaktlinsen auf dem Markt. Sie arbeiten im Prinzip wie eine Brille, nur schwimmen diese Linsen direkt auf der Hornhaut.

Einen Boom erlebte in den letzten Jahren die refraktive Chirurgie. Sie umfasst operative Methoden, welche die Fehlsichtigkeit auf Dauer beseitigen. Meistens lasert der Chirurg einen Teil der Hornhaut weg und verändert so ihre Brechkraft. Die refraktive Chirurgie eignet sich jedoch nicht für alle Patienten und muss in der Regel aus der eigenen Tasche bezahlt werden. Für Patienten, die unter besonders starker Fehlsichtigkeit leiden oder solchen, die sich nicht für eine Laserbehandlung eignen, können refraktive Linsen in das Auge implantiert werden.

Ist die Sehschärfe aufgrund von Makulaerkrankungen sehr stark reduziert, bieten sich spezielle Lupen oder Bildschirm-Lesegeräte an.

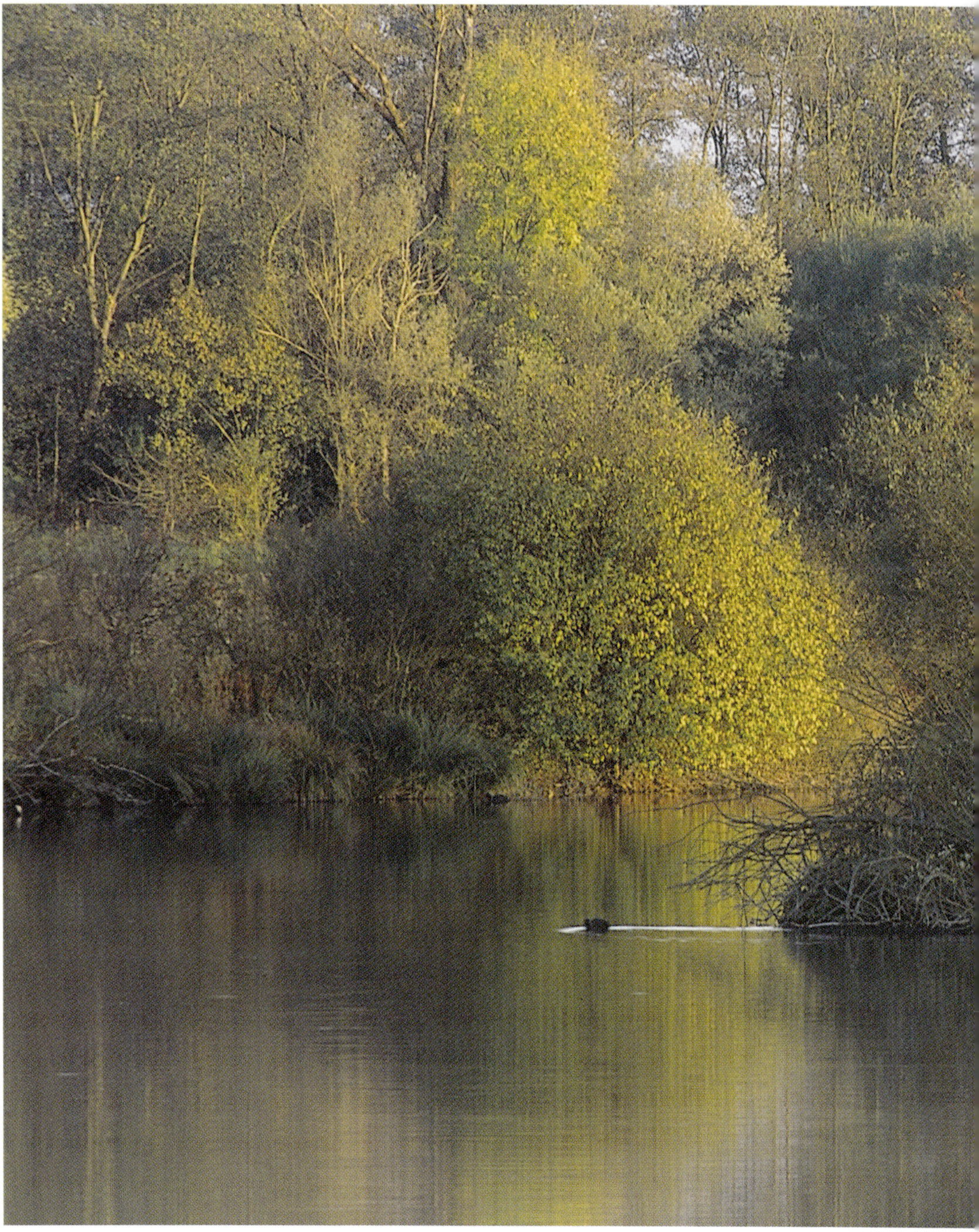

Erkrankungen des vorderen Auges

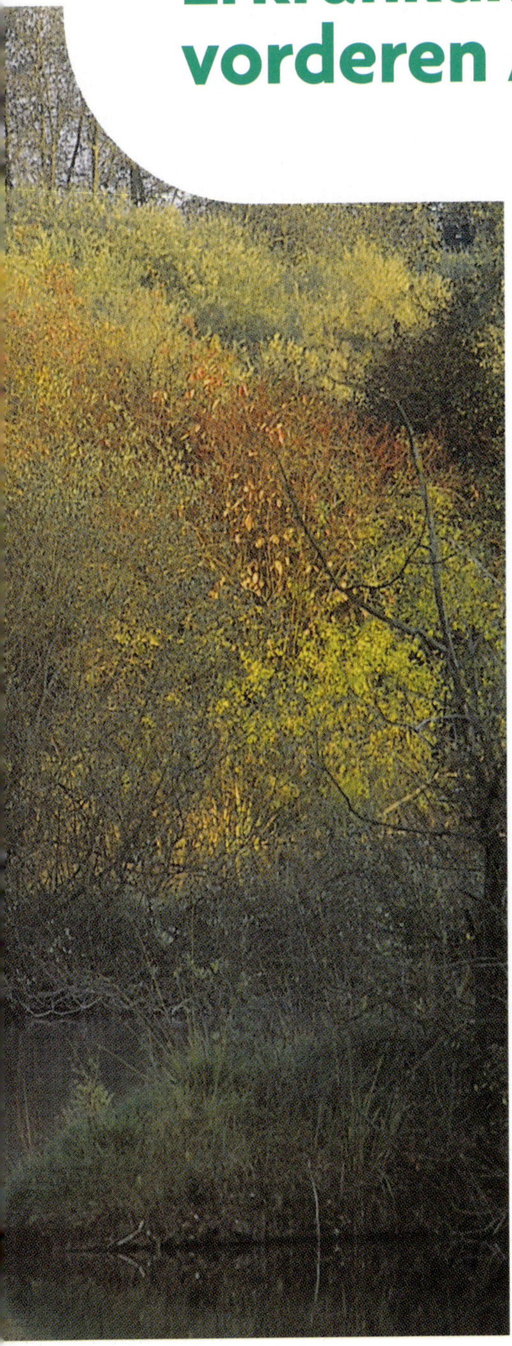

Prinzipiell können alle Teile des Auges erkranken. So auch das Objektiv unserer natürlichen Kamera, das vordere Auge. Die Bindehautentzündung, das trockene Auge und der graue Star zählen zu den häufigsten Erkrankungen, die in diesem Bereich auftreten.

Weit verbreitet: Bindehautentzündung

Konjunktivitis

Fachbegriff für Bindehautentzündung.

Häufig, häufiger, Bindehautentzündung. Das gilt zumindest für die deutschen Augenarztpraxen. Dort tritt diese auch Konjunktivitis genannte Krankheit unter allen Augenerkrankungen mit Abstand am häufigsten auf. Die Bindehaut reagiert auf einen Entzündungsreiz, indem sie vermehrt Blut in ihren Gefäßen ansammelt. Es kommt zum charakteristischen Merkmal, dem roten Auge. Patienten klagen über Augenbrennen, Jucken, Fremdkörpergefühl - als ob Sandkörner bei jedem Lidschlag reiben. Morgens sind die Lider oft verklebt. Die Bindehaut schwillt an, oft auch die Lider. Es treten auch wässrige, schleimige oder eitrige Absonderungen auf.

Abb. 14

Bei Bindehautentzündung Hände weg von den Augen!

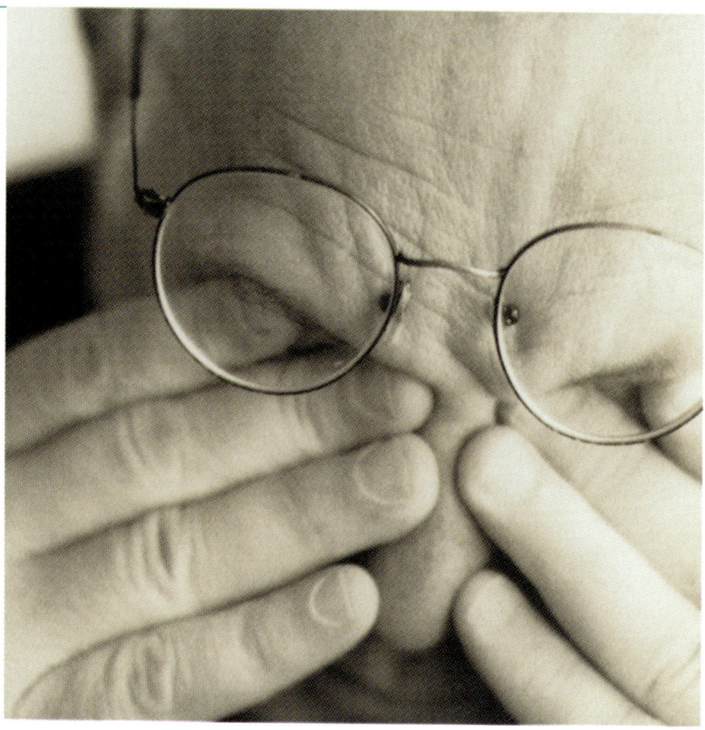

Vielen erscheinen diese Symptome harmlos. Doch die Augenärzte empfehlen, mit einer Bindehautentzündung auf jeden Fall einen Augenarzt aufzusuchen, denn:

- Die Beschwerden, die zu der Vermutung führen, man habe eine Bindehautentzündung, können ebenso ein äußeres Warnzeichen für eine andere schwerwiegende Augenkrankheit sein.
- Wenn es sich wirklich „nur" um eine Konjunktivitis handelt, muss erst einmal festgestellt werden, wodurch sie ausgelöst wurde, bevor an eine Therapie zu denken ist. Denn Bindehautentzündungen können sehr viele ganz verschiedene Ursachen haben, und dementsprechend unterschiedlich sind die Behandlungsmaßnahmen.

Folgende Ursachen kommen für eine Bindehautentzündung in Frage:

- Infektionen durch Viren, Pilze oder Bakterien
- physikalische oder chemische Einwirkungen, zum Beispiel Fremdkörper oder ätzende Substanzen
- Allergien, zum Beispiel Heuschnupfen
- infektiöse Allgemeinerkrankungen
- schwerwiegende Augenerkrankungen: Entzünden sich Hornhaut, Regenbogenhaut oder Lederhaut, entzündet sich die Bindehaut oft mit.
- Überempfindlichkeit auf Umweltreize, etwa Staub, Rauch, Zugluft, grelles Sonnenlicht
- „physiologische Konjunktivitis": Sie tritt bei Kindern und Jugendlichen auf, wenn sich ihr Immunsystem entwickelt.
- unkorrigierte oder nicht ausreichend korrigierte Brechungsfehler oder Störungen des Augenmuskelgleichgewichts

• Infektionen mit Bakterien, Pilzen und Viren

Infektionen mit Bakterien oder Pilzen treten relativ selten auf. Sie lassen sich gut mit Antibiotika bekämpfen. Einen Sonderfall bilden die so genannten Chlamydien. Bei diesen hartnäckigen Bakterien muss der Augenarzt Betroffene und ihre Partner über drei Wochen

Chlamydien

Bakterienart, die eine Bindehautentzündung auslösen kann. Bei Nichtbehandlung drohen dauerhafte Schäden an Hornhaut und Bindehaut.

mit Antibiotika behandeln, um die Ansteckungskette zu unterbrechen. Verschleppen Patienten diese Infektion, drohen Dauerschäden an der Hornhaut und Bindehaut.

Adenoviren

Virenart, die eine besonders hartnäckige und ansteckende Form der Bindehautent-zündung auslösen kann.

Häufiger treten Virusinfektionen auf. Die meisten heilen nach kurzer Zeit von alleine ab und treten oft gemeinsam mit grippalen Infekten auf. Bestimmte Erreger, die Adenoviren, sind sehr ansteckend und befallen nicht nur die Binde- sondern auch die Hornhaut. Weil diese Konjunktivitis stark juckt, reiben sich daran Erkrankte oft die Augen und geben die Viren an Familienangehörige, Freunde, Bekannte und Arbeitskollegen weiter. Augenärzte empfehlen, besonders auf Hygiene zu achten. Etwa Handtücher nicht gemeinsam zu benutzen. Kinder dürfen eine gewisse Zeit nicht in die Schule oder den Kindergarten.

Neben strengen Hygienevorschriften beschränkt sich die Behandlung darauf, die störenden Symptome wie Jucken oder Brennen zu lindern. Eine spezielle Therapie gegen die Adenoviren gibt es zurzeit leider noch nicht. Trotzdem geht es nicht ohne einen Augenarztbesuch. Denn auch eine schwere Herpesentzündung der Hornhaut kündigt sich durch eine Konjunktivitis an. Wer hier zur Selbstbehandlung schreitet oder gar zum falschen Zeitpunkt kortisonhaltige Augenmedikamente verwendet, bringt sein Auge in große Gefahr.

• Allergische Reaktionen, Überempfindlichkeit und Medikamente

Eine allergisch verursachte Bindehautentzündung verläuft oft langwierig, lässt sich mit modernen Behandlungsmethoden aber gut beherrschen. Umwelteinflüsse wie Rauch, Staub oder Zugluft führen am häufigsten zu einer Konjunktivitis. Vor allem Autofahrer leiden darunter. Sie können sie einfach vermeiden, wenn sie das Gebläse nicht direkt auf den Kopf richten. Auch Störungen des Tränenfilms (siehe trockenes Auge Seite 61) können zu einer Bindehautentzündung führen.

Daneben können bestimmte Medikamente zu einer Rötung der Augen führen. Manche Patienten reagieren auf bestimmte Inhaltsstoffe allergisch. Da es oft die Konservierungsmittel sind, kommen hier konservierungsmittelfreie Präparate zum Einsatz. Reagiert der Patient auf den Wirkstoff allergisch, muss das Präparat gewechselt werden.
Spezielle Tests zeigen, auf welcher Substanz die Allergie beruht. Ein Allergologe erstellt einen Allergiepass, in dem er diese Substanzen

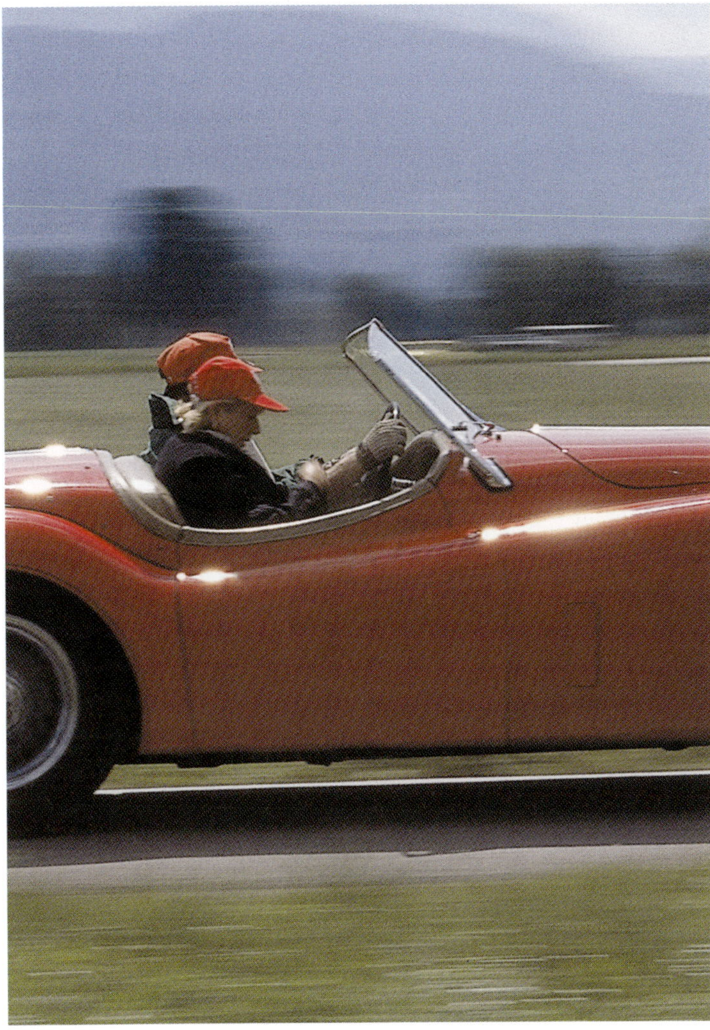

Abb. 15

So schön das Feeling ist, aber leider führt Zugluft häufig zu einer Bindehautentzündung.

einträgt. Diesen zeigt der Patient seinem Augenarzt, der dann Präparate verschreibt, die der Patient gut verträgt.
Auf jeden Fall vermeiden lässt sich eine Konjunktivitis, die durch den längeren Gebrauch von gefäßverengenden Augentropfen entsteht. Diese rezeptfrei erhältlichen Stoffe, so genannte Vasokonstriktiva, verengen die Gefäße und beseitigen auf diese Weise die Symptome eines roten Auges. Allerdings klingt mit der Zeit die Wirkung nicht nur ab, die Präparate fördern sogar die Durchblutung. Die Folge bei chronischer Anwendung: Eine starke Rötung tritt auf, die der Betroffene wieder mit noch häufigerem Gebrauch der Augentropfen bekämpft. Ein Teufelskreislauf. Ihm entrinnt man nur, indem man die Vasokonstriktiva ersatzlos weglässt. Die Patienten müssen dabei akzeptieren, dass ihre Bindehäute viele Wochen stark gerötet bleiben, bis sich die Gefäße an den Entzug gewöhnt haben und sich wieder normalisieren. Eine weitere, vor allem kosmetisch störende Nebenwirkung dieser Vasokonstriktiva ist die Einlagerung schwarzer Substanzen (so genannte Adrenochrome) in die Bindehaut.

Vasokonstriktiva

Gefäßverengende Medikamente. Sie beseitigen zunächst das Symptom des roten Auges, wirken jedoch nicht auf die Ursache einer Bindehautentzündung.

• Physiologische Konjunktivitis: eine Frage der Abwehr

Eine „physiologische“ umgangssprachlich „normale“ Konjunktivitis tritt vor allem bei Kindern und jungen Leuten auf. Im Laufe ihres Lebens sieht sich ihre Bindehaut mit verschiedenen Erregern und Reizstoffen konfrontiert, ohne jedes Mal richtig zu erkranken. Trotzdem reagiert die Bindehaut beim ersten Kontakt. Sie mobilisiert ihre Abwehr gegen diese für sie noch unbekannten Reize. Manche Personen reagieren empfindlicher und ihre Augen röten sich häufiger. Da es sich um keine Krankheit handelt, verordnet der Augenarzt in der Regel keine Medikamente, sondern kontrolliert lediglich den Verlauf.

Physiologische Konjunktivitis

Diese Form der Bindehautentzündung tritt bei Kindern und Jugendlichen auf, weil sich ihr Immunsystem noch an neue Reizstoffe und Erreger gewöhnt.

• Brille als Lösung: Bindehautentzündung durch Fehlsichtigkeit

Einigen Patienten, die mit einer Konjunktivitis in die Praxis kommen, verordnet der Augenarzt kein Medikament, sondern eine Brille. Diese leiden, ohne es zu wissen, an einer Übersichtigkeit, deren Über-

windung auf Dauer Schmerzen verursacht. Unwillkürliches Reiben und Wischen sorgt dafür, dass die Entzündung erst richtig in Gang kommt. Hier schützt eine Brille. Auch für Patienten, bei denen ein verborgener Stellungsfehler der Augen, ein nicht erkanntes Schielen, die Bindehaut entzündete, ist die Brille hilfreich.
Augenärzte warnen grundsätzlich davor, eine Bindehautentzündung selbst zu behandeln. Zum einen gelten die Beschwerden, wie bereits erwähnt, oft als Warnzeichen anderer schwerwiegender Augenerkrankungen. Zum anderen gibt es viele Ursachen, die eine Konjunktivitis auslösen. Ein Laie erkennt sie nicht. Ein falsch angewendetes rezeptfrei erworbenes Medikament richtet großen Schaden an. Dazu zählen auch Heilkräuter, von denen viele glauben, dass sie harmlos sind. So rufen jedoch beispielsweise Augenkompressen aus Kamillenaufgüssen bei vielen Menschen allergische Reaktionen hervor.

Unterschätzt und verharmlost: trockenes Auge

„Wie Sandpapier“. So knapp und präzise fasste die Zeitschrift „medizin heute“ die Folgen des trockenen Auges zusammen. Schätzungsweise 20 Millionen Menschen leiden daran in Deutschland. Mit steigender Tendenz. „Dennoch wird das trockene Auge leider immer noch verharmlost oder falsch eingeschätzt“, warnt unter anderem Professor Horst Bewitt, Augenarzt an der medizinischen Hochschule Hannover. Es gibt viele Formen. Alle haben gemeinsam, dass sich entweder die Menge der Tränen vermindert oder sich die Struktur des Tränenfilms verändert. Auch bei einigen Augenerkrankungen oder allgemeinen Erkrankungen, beziehungsweise als Begleiterscheinung bestimmter Behandlungen, sitzt unser Sehorgan auf dem Trockenen.

• Drei Schichten: So funktioniert der Tränenfilm

Der Tränenfilm besteht aus drei Schichten, einer schleimhaltigen, einer wässrigen und einer fetthaltigen. Die Schleimschicht produzieren die so genannten Becherzellen, die sich auf der Bindehaut befinden. Sie befindet sich direkt auf der Augenoberfläche und gleicht feine Unebenheiten auf der Horn- und Bindehaut aus. Außerdem sorgt sie dafür, dass die eigentlich Wasser abstoßende Hornhautoberfläche wasseranziehend wird, damit die nächstfolgende wässrige Schicht besser haftet. Die wässrige Schicht, sie wird von den eigentlichen Tränendrüsen produziert, macht den größten Anteil der Tränenflüssigkeit aus. Sie enthält Eiweiße, Enzyme und Antikörper, die zum Beispiel Krankheitserreger bekämpfen. Die äußere Schicht ist sehr dünn und fetthaltig. Sie wird von Drüsen am Lidrand produziert. Die fettige Schicht sorgt dafür, dass die Tränenflüssigkeit nicht über die Lidkante läuft und nicht so leicht verdunstet.

Um kein Sandpapier in den Augen zu haben, müssen diese Drüsen und der Lidschlag gut zusammenspielen. Flüssigkeit alleine reicht den Augen übrigens nicht, es kommt auch auf die Inhaltsstoffe an. Man kann sogar ein trockenes Auge haben und das Wasser läuft trotzdem. Statt umgangssprachlich vom trockenen Auge sprechen Ärzte von einer Benetzungsstörung. Betroffene leiden unter vielen Symptomen. Es treten unter anderem Rötungen, Fremdkörpergefühl, Kratzen, Brennen und geschwollene Augenlider. Paradoxerweise gehören, wie bereits angesprochen, auch Augentränen zu den Symptomen.

Benetzungsstörung

Fachbegriff, wenn der Tränenfilm nicht mehr optimal funktioniert.

Der Tränenfilm hält die Oberfläche des Augapfels glatt und geschmeidig und ermöglicht, dass wir gut sehen. Außerdem enthält er keimtötende Substanzen und schützt so vor Infektionen. Ein besonders wichtiger Aspekt: Die Tränen versorgen unser Fenster zur Außenwelt, die Hornhaut, mit Sauerstoff. Üblicherweise besitzt unser Körper hierfür Blutgefäße. Doch sie würden das Sehen stören. Der Sauerstoff gelangt direkt über die Luft in den Tränenfilm. Verändern sich die Tränen, muss unser Körper ein Notprogramm starten. Er versorgt über die Blutgefäße der Bindehaut die Hornhaut mit Sauerstoff. Dies geschieht bei Erkrankungen, aber auch während des Schlafes. Deswegen wachen morgens viele Menschen mit geröteten Augen und geschwollenen Lidern auf, da sich auch die Blutgefäße der Lidinnenseite über Nacht als Notversorgung öffnen.

Selbst bei Gesunden schwankt die Tränenproduktion. Besonders gegen Abend nimmt sie ab, nämlich dann, „wenn das Sandmännchen

kommt" und wir müde werden. Auch mit zunehmendem Alter „trocknen die Augen aus". Frauen trifft es häufiger als Männer, weil sich der veränderte Hormonhaushalt in den Wechseljahren auch auf die Tränenproduktion auswirkt. Benetzungsstörungen treten auch bei verschiedenen Erkrankungen auf, etwa Diabetes, Schilddrüsenveränderungen oder Rheuma.
Die Bindehaut des Auges ist nicht nur an der Produktion des Tränenfilms und der Benetzung der Augenoberfläche beteiligt, sie gehört auch zum komplexen Immunsystem des Körpers. Viele Erkrankungen, die die körpereigene Abwehr beeinflussen, etwa Allergien, gehen deswegen mit trockenen Augen einher. Medikamente greifen manchmal ebenfalls den Tränenhaushalt an. Hierzu zählen Psychopharmaka, Schlafmittel, Beta-Blocker, Hormone und Antiallergika. Da es sich bei der Augenoberfläche entwicklungsgeschichtlich um umgewandelte äußere Haut handelt, führen auch Hauterkrankungen zum trockenen Auge.

• Von Klimaanlagen und Computermonitoren

Dass die Zahl der Patienten weltweit zunimmt, liegt nicht unbedingt an diesen Faktoren, sondern an den veränderten Lebensbedingungen. Umweltbelastungen mit Ozon oder durch Abgase scheinen eine wichtige Rolle zu spielen. Auch unser persönlich geschaffenes Umfeld beeinflusst die Tränen. Heizungsluft und Klimaanlagen verringern die Luftfeuchtigkeit und lassen den Tränenfilm schneller verdunsten. Dasselbe tun auch Zugluft, Autogebläse, Flugzeugkabinen und Rauchen. Auch die Arbeit am Computer schadet den Augen. Der Blick auf den Bildschirm senkt die Frequenz, mit der die Lider die Augen benetzen. In der englischen Sprache spricht man bereits vom Office Eye Syndrome.

Office Eye Syndrome

zu Deutsch „Büro-Auge-Syndrom". Durch den Blick auf den Computer-Bildschirm senkt sich die Lidschlag-frequenz. Das Auge wird seltener benetzt. Es entsteht ein trockenes

Eine Studie der Augenklinik Augsburg nahm den Zusammenhang zwischen Bildschirmarbeit und dem trockenen Auge unter die Lupe. Mit einem speziellen Analysesystem untersuchten die Forscher über längere Zeit das Sehverhalten. Ihr Ergebnis: Während der Arbeit am Computer halbiert sich die Frequenz des Lidschlages.

Auch was der Sehschärfe nutzt, tut nicht unbedingt den Tränen gut. Kontaktlinsen schwimmen auf dem Tränenfilm. Dabei erwärmen sie die Augenoberfläche. Es verdunstet mehr Tränenflüssigkeit. Rote Augen und festsitzende Kontaktlinsen gelten als Warnzeichen für einen gestörten Tränenhaushalt. Außerdem lassen Kontaktlinsen weniger Sauerstoff an die Augenoberfläche gelangen. Hier eignen sich harte Linsen besser als weiche. Menschen mit trockenen Augen können aber in Einzelfällen Kontaktlinsen tragen. Der Augenarzt entscheidet dies von Fall zu Fall.

Um einem trockenen Auge auf die Spur zu kommen, untersucht der Augenarzt den Tränenfilm. Hierzu hängt er einen Filterpapierstreifen in den Bindehautsack und misst die Flüssigkeitsmenge. Dieses Verfahren heißt Schirmer-Test. Über die Stabilität des Tränenfilms

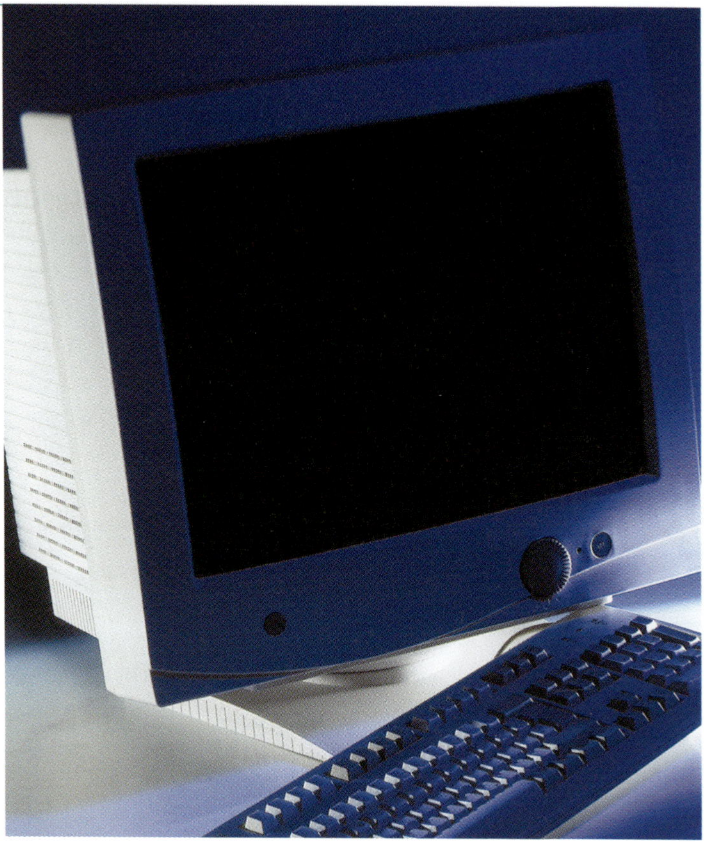

Abb. 16

Bildschirmarbeit reduziert die Anzahl der Lidschläge und begünstigt trockene Augen.

Schirmer-Test

Methode, um den Tränenfilm zu untersuchen.

informiert die Zeitspanne zwischen Lidschlag und Aufreißen des Tränenfilms, die sog. Aufreißzeit. Der Augenarzt färbt die Hornhaut mit einem Farbstoff und beobachtet die Veränderung mit der Spaltlampe.

• Künstliche Tränen

Das trockene Auge lässt sich in der Regel mit so genannten künstlichen Tränen behandeln. Welches der zahlreichen Präparate sich eignet, entscheidet der Augenarzt im Einzelfall. Für schwere Formen gibt es Spezialprodukte. Daneben gibt es die Möglichkeit, die verfügbare Tränenmenge zu erhöhen, indem man zum Beispiel die Abflusskanälchen verschließt.

Künstliche Tränen

Spezialprodukte, welche dem Auge eine den Tränen verwandte Flüssigkeit zuführen.

Sie können selbst etwas gegen das trockene Auge tun:

- Zunächst muss der Augenarzt ernsthafte Erkrankungen ausgeschlossen und den Tränenfilm untersucht haben.
- Oft führen äußere Einflüsse zur Wüste in den Augen. In klimatisierten Räumen können Luftbefeuchter Abhilfe schaffen. Frische Luft tut den Augen gut, etwa bei einem Spaziergang in der Mittagspause.
- Beim Autofahren sollte das Gebläse nie direkt auf die Augen zeigen.
- Rauchen, ob aktiv oder passiv, schadet ebenfalls dem Tränenfilm. Kontaktlinsen sollten ihre Träger regelmäßig nachbenetzen.
- Bereits Hautfett, aber auch Kosmetika können den Tränenhaushalt irritieren. Reizarme Produkte und konsequente Lidreinigung tun trockenen Augen gut.
- Dafür, dass falsche Ernährung den Tränenhaushalt beeinflusst, gibt es bislang keine wissenschaftlichen Belege.
- Rezeptfrei erhältliche Augentropfen, die die Gefäße verengen, wirken sich fatal aus. Sie beseitigen zwar Rötungen, produzieren auf Dauer ein trockenes Auge mit verhängnisvollen Auswirkungen auf die Sehfähigkeit.

Wenn sich die Linse trübt: grauer Star

Unter einem grauen Star versteht man eine Trübung der Augenlinse, für die es eine Vielzahl von Ursachen gibt. Bei der auch Katarakt genannten Erkrankung trübt sich die eigentlich klare Augenlinse ein. Man sieht wie durch einen Schleier, der sich mit der Zeit verdichtet. Geschieht dies im zunehmenden Alter, sprechen Mediziner auch vom grauen Altersstar, der mit Abstand häufigsten Starform. Er tritt meist ab dem 60. Lebensjahr auf. 90 Prozent der Fälle haben mit dem Alter zu tun.

Wissenschaftler haben herausgefunden, dass das Sonnenlicht die Eintrübung mit verursacht. Substanzen, die sich in der Linse befinden, wandeln sich durch die Sonnenstrahlen in schädliche Stoffe um. Der Körper baut sie in weniger gefährliche Substanzen ab und lagert sie quasi in der Linse ab. Je mehr Abbauprodukte sich dort ansammeln, desto trüber wird die Linse. Ob eine Sonnenbrille schützt und warum einige Patienten später als andere erkranken, wissen Forscher zurzeit noch nicht sicher.

Mit folgenden Fragen kann man überprüfen, ob die ersten Anzeichen für einen grauen Star bestehen:

- Sehen Sie manchmal verschwommen, erscheint die Umwelt Ihnen matt, farblos oder verzerrt?
- Haben Sie den Eindruck, dass Sie wie durch ein Milchglas schauen?
- Werden Sie stark durch entgegenkommenden Autoverkehr oder grelles Sonnenlicht geblendet?
- Verlieren Farben an Leuchtkraft?
- Kommen Sie nach Jahren endlich wieder ohne Ihre Lesebrille aus?

Diese Sehstörungen treten auch auf, wenn man sehr müde ist, unter Fieber leidet oder eine Nacht durchgemacht hat. Treten sie aber öfter und ohne Auslöser auf, geben sie dazu Anlass, einen Arzt aufzusuchen. Mit der Spaltlampe erkennt er leicht, ob eine Trübung vorliegt oder nicht.

• 600 000-mal im Jahr: künstliche Linse

Die Erwartungen, dass eines Tages Medikamente die Trübung beseitigen, haben sich bis heute nicht erfüllt. Eine Operation bleibt im fortgeschrittenen Stadium die einzige Behandlungsmöglichkeit. Bei ihr entfernt man die trübe Linse und ersetzt sie durch eine Kunstlinse. Die Operation dauert etwa 15 bis 20 Minuten und erfolgt fast immer unter örtlicher Betäubung. Liegen keine Begleiterkrankungen vor, führt sie fast immer zum Erfolg. Sie geht mit äußerst geringen Belastungen einher und verläuft fast immer schmerzlos. Die Staroperation zählt zu den häufigsten Eingriffen in Deutschland. Jährlich unterziehen sich ihr rund 600 000 Patienten.

Prinzipiell gibt es zwei Operationsformen, die intra- und die extrakapsuläre:

- Bei der intrakapsulären Operation entfernt der Operateur die Linse mitsamt ihrer Kapsel, also die Halterung der Linse. Diese Form wenden Augenärzte nur an, wenn ein extrakapsulärer Eingriff nicht möglich ist. Die intrakapsuläre Operation führt häufiger zu Komplikationen und wird kaum noch angewandt.
- Die extrakapsuläre Operation verschont die Kapsel und entfernt nur die getrübte Linse. Der Chirurg öffnet den vorderen Kapselbereich und nimmt die Linse heraus. Zum Standard zählt heute, dass Ultraschall die Linse zertrümmert. Die entstehenden kleinen Stücke saugt man heraus. Vorteil dieser Technik: Die Operationswunde ist wesentlich kleiner, weshalb sie schneller verheilt.

Intrakapsuläre Operation

Veraltetes Verfahren, um die getrübte Linse beim grauen Star zu entfernen. Dabei nimmt der Operateur auch den Kapselsack, die Halterung der natürlichen Linse heraus. Wird nur noch in Ausnahme-fällen

Extrakapsuläre Operation

Standardverfahren, um die getrübte Linse beim grauen Star zu entfernen. Die Kapsel bleibt dabei im Auge. Niedrige Komplikationsrate.

Hat der Operateur die Linse entfernt, fehlt dem Auge ein wesentlicher Bestandteil für das Sehen. Grundsätzlich gibt es drei Möglichkeiten, sie zu ersetzen: Eine spezielle Brille (Starbrille), Kontaktlinsen oder künstliche Linsen. Letztere versprechen den größten Erfolg und Patienten finden sie besonders angenehm.
Diese Linsen bestehen aus Kunststoff. Es gibt starre und weiche Linsen. Die elastischen lassen sich sehr klein falten und benötigen

kleinere Schnitte, um sie in das Auge einzusetzen. Sie entfalten sich erst im Kapselsack. Die Schnitte müssen oft nicht mal genäht werden, sie schließen sich von alleine. Die künstliche Linse bleibt ein Leben lang im Auge. Der Körper stößt sie so gut wie nie ab. Auch ein Fremdkörpergefühl stellt sich nicht ein.

Vor der Operation ermittelt der behandelnde Arzt präzise die Brechkraft, die eine neue Linse besitzen muss. Viele Brillenträger können nach dem Eingriff oft auf eine starke Sehhilfe verzichten. Ein Nachteil bleibt jedoch: Das Auge schafft es nicht, die neue Linse zu verändern. Scharfstellen bleibt nur in einem engen Rahmen möglich. Für den normalen Tagesablauf reicht sie jedoch völlig aus. Beim Autofahren oder Lesen braucht man aber oft noch eine zusätzliche Sehhilfe. Neue Kunstlinsen, so genannte Multifokallinsen, stellen sich auf verschiedene Entfernungen scharf. Doch sie besitzen einen Nachteil: Gegenlicht blendet schneller und das Kontrastsehen ist etwas geringer.

Aberration

Abweichung. Lichtbrechungs-fehler im Auge.

Eine weitere Neuerung ist aus der Überlegung entstanden, dass sich im jugendlichen Alter Lichtbrechungsfehler (Aberrationen) der Linse und der Hornhaut beim Menschen ausgleichen. Eine Anpassung, die im Alter nicht mehr funktioniert und auch durch herkömmliche Linsen nicht ausgeglichen werden kann. Solche Brechungsfehler, auch Aberrationen genannt, führen zu einem verminderten Kontrastsehen, insbesondere in der Dämmerung. Eine neue Linse wurde so konzipiert, dass sie die Brechungsfehler der Hornhaut ausgleicht. Damit entsprechen herkömmliche Linsen eher einer natürlichen Linse eines alten Menschen, während diese Neuentwicklung eher der Linse eines jugendlichen Auges entspricht. Solche Linsen sollen das Kontrastsehen, insbesondere in der Dämmerung, verbessern.

Mit der natürlichen Linse verlieren Patienten auch den Schutz vor dem Sonnenlicht. UV-Strahlen dringen bis zur Netzhaut vor und schädigen sie. Aus diesem Grund haben seit langem alle künstlichen Linsen einen UV-Filter. Aber nicht nur diese Strahlen schaden dem Auge, auch das blaue Licht kann zu starken Schäden führen. Das gilt nicht nur für jüngere Patienten, sondern auch für Patienten mit bestimmten Makulaveränderungen. Neue Linsentypen besitzen daher einen zusätzlichen Filter, der neben den UV-Strahlen auch den Blauanteil des natürlichen Lichtes reduziert: Eine Art eingebaute Sonnenbrille für das vom grauen Star betroffene Auge.

Zusammenfassung

Schnell informiert

Das Wichtigste über Erkrankungen des vorderen Auges

Einige Krankheiten greifen nur das Objektiv der Kamera unseres Körpers an. Am häufigsten unter allen Augenerkrankungen ist die Bindehautentzündung. Von Viren und Bakterien bis hin zu Allergien und Reizungen kann sie viele Ursachen haben. Das gerötete Auge gilt als ihr Hauptsymptom.

Das trockene Auge tritt in den letzten Jahren zunehmend auf. Dies hat seine Ursache in unserem Lebensstil: Arbeit am Computer-Bildschirm, Klimaanlagen, aber auch Reisen mit dem Flugzeug fördern die Wüste in unseren Sehorganen.

Vor allem ältere Menschen erkranken am grauen Star. Ihre Linse trübt sich. Sie sehen alles nur noch wie durch eine Milchglasscheibe. Diesen Patienten helfen Augenärzte, indem sie die getrübte Linse durch eine künstliche ersetzen.

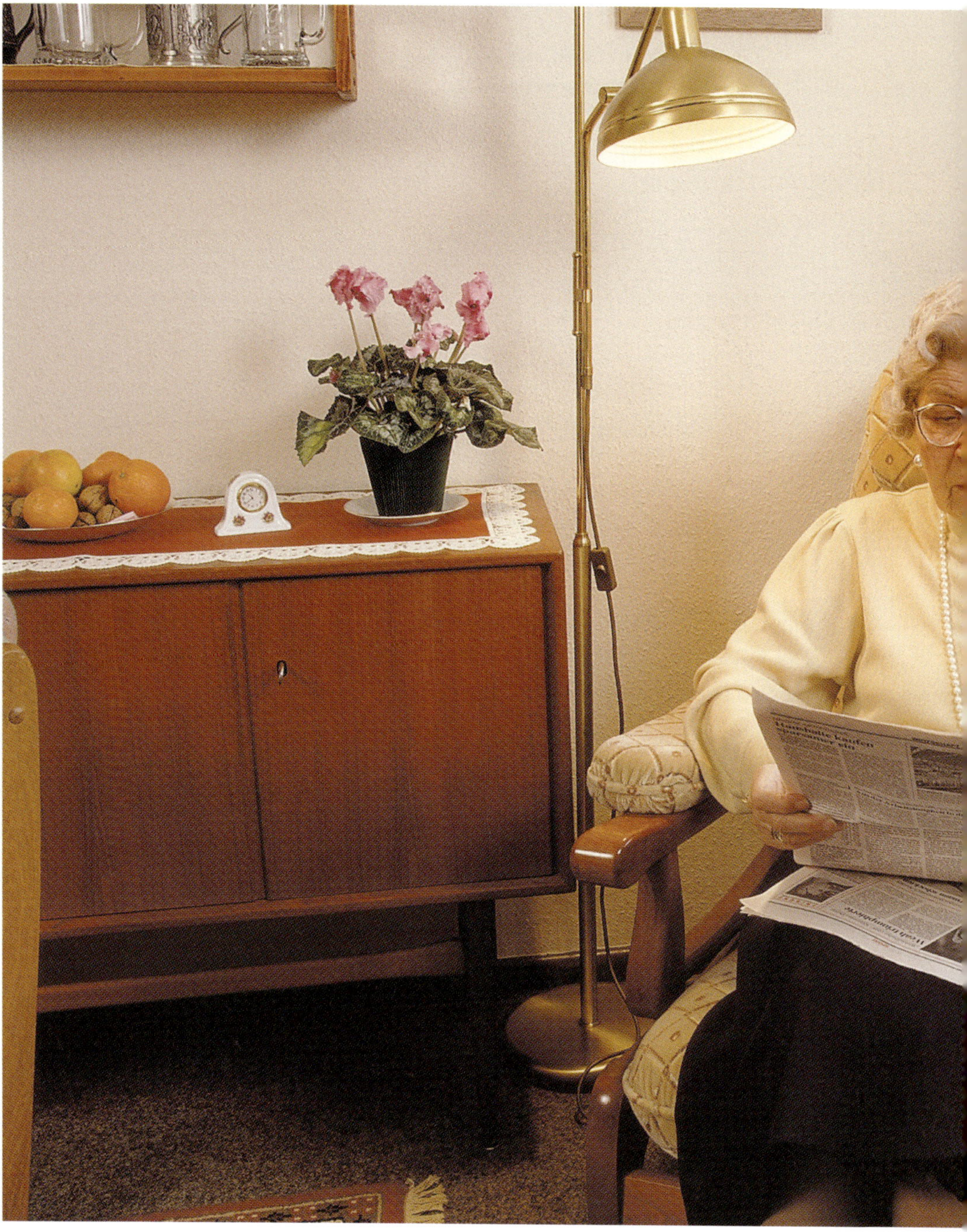

Erkrankungen des hinteren Auges

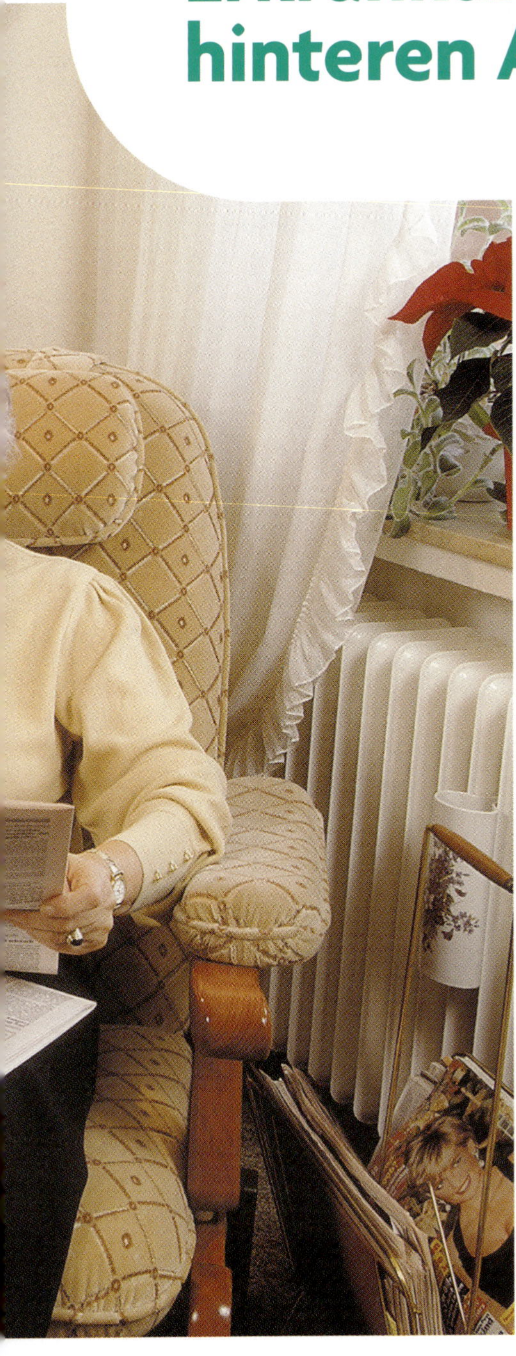

Nicht nur der vordere, auch der hintere Teil des Auges kann von Erkrankungen befallen werden. Besonders die Netzhaut - bildlich gesprochen: der natürliche Film unseres Körpers - droht dabei Schaden zu nehmen. Zu den häufigsten Krankheiten, die vor allem im Alter auftreten, zählen die diabetische Augenerkrankung, die altersabhängige Makuladegeneration und das Glaukom. Das Glaukom (grüner Star) ist allerdings eine Erkrankung, die auch den vorderen Teil des Auges betrifft.

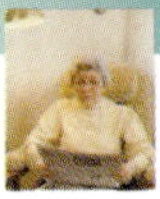

Fliegende Mücken: Glaskörpertrübungen

Viele Menschen kennen sie und fast jeder lernt sie eines Tages kennen. Kleine schwarze Punkte, Fädchen oder Flusen, die nur sie und kein anderer sieht. Sie tauchen ganz plötzlich beim Lesen auf oder beim Blick auf eine weiße Wand. Diese „fliegenden Mücken" oder „mouches volantes" beziehungsweise „Schlieren", wie dickere Fädchen von den Augenärzten genannt werden, bildet man sich nicht ein. Und es handelt sich um keine optische Täuschung.

Mouches volantes

(auf deutsch fliegende Mücken). Kleine, schwarze Punkte oder Flusen, die nach der Jugend vor der Netzhaut auftauchen. Diese manchmal lästigen Störungen sind in der Regel

Doch wo kommen diese Mücken her? Schon in der Jugend beginnt sich der Glaskörper des Auges zurückzubilden. Dies läuft von Mensch zu Mensch verschieden ab. Auch die Länge des Augapfels spielt für den Verlauf eine Rolle. Kurzsichtige sehen die fliegenden Mücken etwas früher. Schrumpft der Glaskörper mit dem Alter, löst er sich von der hinteren Augapfelwand ab. Gleichzeitig ballen sich einige feine Gewebefasern zusammen. Diese Fasern sind genau die winzigen Fusselchen, die in unserem Blickfeld auftauchen, besonders vor hellen Hintergründen.

Die harmlosen fliegenden Mücken beeinflussen die Sehschärfe nicht. Wer ihnen besonders viel Aufmerksamkeit schenkt, dem gehen sie besonders auf die Nerven. Wer sie nicht so ernst nimmt, sieht sie kaum. Mit der Zeit entfernen sie sich mit dem Glaskörper mehr und mehr von der Netzhaut. Die fliegenden Mücken werden unschärfer und schwächer.

Wegen einer Glaskörpertrübung braucht man sich in der Regel keine Sorgen zu machen. Für Betroffene gibt der Berufsverband der Augenärzte folgende Ratschläge:

- Sobald Sie zum ersten Mal etwas sehen, das außerhalb des Auges nicht existiert, sollten Sie einen Augenarzt aufsuchen. Dieser kann die sehr seltenen krankhaften Ursachen ausschließen und damit bestehende Sorgen nehmen.
- Lassen Sie den Gesundheitszustand der Augen regelmäßig prüfen. Vom 40. Lebensjahr an mindestens einmal im Jahr.

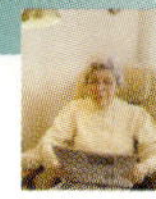

- Treten die fliegenden Mücken plötzlich in Schwärmen auf, sollten Sie in jedem Fall sofort zum Augenarzt oder, wenn Sie ihn nicht erreichen, in eine Klinik gehen. Denn mit diesen Symptomen kann sich auch eine bedrohliche Ablösung der Netzhaut ankündigen. Mit der rechzeitigen Behandlung - z. B. einer Laserbehandlung bei einem Netzhautloch - lässt sich diese Gefahr schnell bannen. Das gilt auch für andere auffällige Erscheinungen wie Rußflocken-Regen oder wenn ein Vorhang einen Teil des Blickfeldes zu verdunkeln scheint. Hier kann dann bereits eine Netzablösung vorliegen, die schnell operiert werden muss, damit der Schaden begrenzt bleibt.

Wenn Gesichter verschwinden: altersabhängige Makuladegeneration

Hätten wir eine Kamera im Gesicht und nicht zwei Augen, bräuchten wir uns um die altersabhängige Makuladegeneration, kurz AMD, keine Sorgen zu machen. Einfach einen neuen Film einlegen, und die Sache wäre erledigt. Unsere Netzhaut lässt sich zwar mit einem Film vergleichen, austauschen lässt sie sich jedoch nicht.

„Makuladegeneration ist eine Netzhauterkrankung, von der besonders ältere Menschen betroffen sind", erklärt der Blindenbund Hessen. Bei der Makula handelt es sich, wie bereits auf Seite 17 erwähnt, um die Stelle des schärfsten Sehens auf der Netzhaut. Sie dient besonders dem Lesen, Erkennen von Gesichtern und feinen Einzelheiten und dem Unterscheiden von Farben.

• Störungen der Netzhaut - gefährliche Ablagerungen

In der Makula herrscht ein reger Stoffwechsel. Unser Körper entsorgt Abbauprodukte aus der unter der Makula liegenden Gewebeschicht, dem so genannten Pigmentepithel. Mit dem Alter nehmen Störungen zu. Es drohen Ablagerungen unter der Netzhaut und weitere Funktionseinbußen. „Sie bewirkt", so der hessische Blindenbund, „dass das zentrale Gesichtsfeld erheblich eingeschränkt wird oder

Pigmentepithel

Gewebeschicht unter der Makula, dem Ort des schärfsten Sehens auf der Netzhaut.

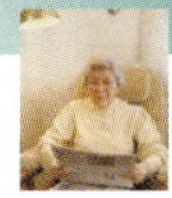

ganz ausfällt. Man sieht insgesamt nicht mehr scharf, Farben verblassen, eine extreme Blendungsempfindlichkeit tritt auf, normales Lesen wird trotz Brille unmöglich.“

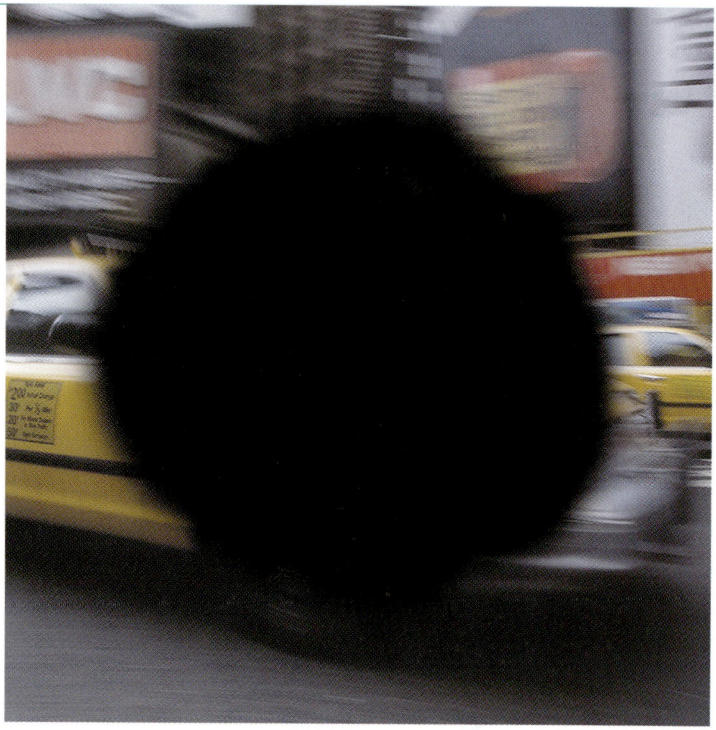

Abb. 17

Bei einer Makuladegeneration wird man von der Mitte her blind.

Da die AMD „nur“ die Netzhautmitte betrifft, bleibt das äußere Gesichtsfeld erhalten. Betroffene sehen beispielsweise noch eine Uhr, erkennen jedoch nicht mehr die Uhrzeit. Zur völligen Erblindung kommt es nicht. Auch wenn die AMD die gesamte Makula zerstört, behält die übrige Netzhaut ihre Funktion.

Wie der Name sagt tritt die Krankheit besonders im Alter, in der Regel jenseits des 60. Lebensjahres auf. Da unsere Lebenserwartung wächst, steigt leider auch die Zahl der AMD-Betroffenen. Man schätzt, dass die Krankheit ein knappes Drittel der 75- bis 85-Jährigen in Deutschland mehr oder minder stark trifft. Es gibt zurzeit rund zwei Millionen Betroffene, deren Zahl soll bis zum Jahr 2020 auf bis zu sechs Millionen steigen.

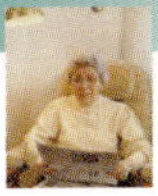

Die Ursachen konnten Mediziner bislang nicht klären. Sie gehen heute davon aus, dass die Krankheit theoretisch jeden treffen würde, wenn er nur ein ausreichend hohes Lebensalter erreicht. Erbliche und Umweltfaktoren bestimmen, wann die AMD beim Einzelnen auftritt. So weiß man heute, dass Rauchen, Bluthochdruck und erhöhte Blutfettwerte das Risiko ansteigen lassen.

Feuchte und trockene Form

Augenärzte unterscheiden zwei Formen, die trockene und die feuchte AMD.

- Die trockene AMD spaltet sich in ein Früh- und Spätstadium. Das Frühstadium erkennt der Augenarzt durch so genannte Drusen am Augenhintergrund. Bei diesen Drusen handelt es sich um kleine gelbliche Ablagerungen unter der Netzhaut. Sie schränken das Sehen nur wenig ein. Es dauert etwas länger, wenn man von draußen in einen dunklen Raum geht, bis man wieder alles erkennt. Auch Farben können blasser erscheinen. Im Spätstadium gehen die Sinneszellen der Makula zugrunde. Das zentrale Sehen verschlechtert sich erheblich. Im Gegensatz zur feuchten Form schreitet die trockene Variante sehr viel langsamer voran.

Drusen
Kleine, gelbliche Ablagerung unter der Netzhaut.

- Bei der feuchten Makuladegeneration - sie entwickelt sich bei einigen Patienten aus der trockenen Form - bilden sich als Reaktion auf die Drusen kleine Gefäßknospen unter der Netzhaut. Diese Gefäße sind undicht, weshalb die Netzhautmitte anschwillt. Aus den Gefäßen kann es auch bluten. Dies führt nicht selten sogar dazu, dass sich die Netzhautmitte in eine Narbe umwandelt und Sehzellen absterben.

Die Beschwerden variieren von Patient zu Patient. Manchmal trifft die AMD nur ein Auge, während das andere über Jahre hinweg noch gut sieht. Zu den möglichen Symptomen zählen:

- Gerade Linien wirken verbogen. Betroffene sehen beispielsweise einen Fensterrahmen verzerrt.
- Farben wirken blasser.
- Worte auf einer Schriftseite erscheinen verschwommen.
- Das Zentrum des Gesichtsfeldes erscheint leer oder als grauer Fleck.

Veränderungen in der Mitte der Netzhaut stellt der Augenarzt schon fest, bevor Betroffene überhaupt merken, dass mit dem Sehen irgendetwas nicht stimmt. Mit der bereits erwähnten Spaltlampe gelingt ihm ein erster Blick auf den Augenhintergrund. Spezielle Sehtafeln und das so genannte Amsler-Netz (siehe Servicebereich) lassen ebenfalls Rückschlüsse auf die AMD zu. Schließlich injiziert der Augenarzt auch einen bestimmten Farbstoff in die Armvene und fertigt mithilfe einer speziellen Kamera Fotos vom Augenhintergrund an. Diese Angiographie genannte Methode macht erkrankte Gefäße im Augenhintergrund sichtbar (siehe Seite 28) .

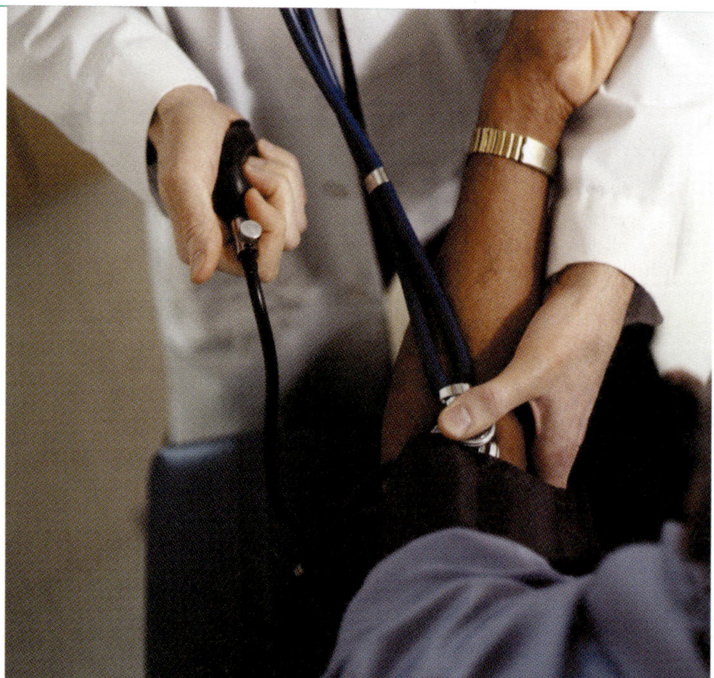

Abb. 18

Um der altersbedingten Makuladegeneration vorzubeugen empfehlen Augenärzte regelmäßig den Blutdruck zu kontrollieren und u.U. zu senken.

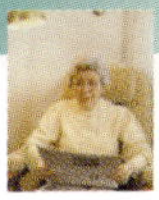

Um der AMD vorzubeugen, empfehlen Augenärzte nicht zu rauchen und den Blutdruck regelmäßig zu kontrollieren und bei Bedarf mit Medikamenten zu senken. Die Rolle von Sonnenlicht und UV-Strahlung konnten Augenärzte noch nicht völlig klären. Sie empfehlen aber bei hellem Licht, etwa in den Bergen oder am Meer, eine Sonnenbrille zu tragen. Auch eine ausgewogene Ernährung mit viel Obst und Gemüse scheint eine schützende Wirkung zu besitzen. Grünblättriges Gemüse wie Brokkoli und Mais enthält den Wirkstoff Lutein, der als gelbes Pigment in der Makula vorkommt, sie vor UV- und Blaulicht schützt und zudem die Netzhaut vor schädlichen freien Radikalen schützen soll. Eine Studie aus den USA zeigte, dass eine sehr hohe Dosierung bestimmter Vitamine und Zink bei späten Formen der AMD hilfreich sein kann. Die Behandlung ist allerdings nicht ohne Nebenwirkungen. Der behandelnde Augenarzt kann Ihnen sagen, ob eine solche Therapie bei Ihnen sinnvoll ist. Achtung: Raucher und ehemalige Raucher sollten generell kein Betakarotin einnehmen, die Vorstufe des Vitamin A. Es erhöht bei ihnen das Risiko für Lungenkrebs.

Auch wenn eine Heilung bislang noch aussteht, gibt es Behandlungsverfahren, mit denen sich der Krankheitsverlauf aufhalten oder zumindest verlangsamen lässt. Bei bestimmten Formen der feuchten Makuladegeneration kann eine Behandlung mit dem Laserstrahl sinnvoll sein. Sie erfolgt ambulant und verläuft in der Regel schmerzfrei. Ein Laserstrahl verödet die neu entstandenen Gefäße, welche die Makula schädigen. Allerdings können sich in der Zukunft wieder neue Gefäße bilden.

• Fortschritt: photodynamische Therapie

Seit wenigen Jahren bietet sich die so genannte photodynamische Therapie für bestimmte Stadien der feuchten Form an. Sie ist seit dem Jahr 2000 in Deutschland zugelassen, ist aber seit Jahrzehnten in der Medizin erprobt.

Die photodynamische Therapie läuft in zwei Schritten ab: Zunächst erhalten Patienten eine zehnminütige Infusion mit dem Wirkstoff Verteporfin. Über die Armvene gelangt er auch in die Blutgefäße der Augen und reichert sich dort sogar an. Dann betäubt man das zu behandelnde Auge mit Tropfen und setzt ein Kontaktglas darauf.

Verteporfin

Wirkstoff, der bei der photodynamischen Therapie zur Behandlung der altersbedingten Makuladegeneration eine wichtige Rolle spielt.

Schließlich leuchtet ein spezieller Laser für anderthalb Minuten auf den Augenhintergrund. Dieses Licht aktiviert den Wirkstoff. Als Folgereaktion werden die gewucherten Blutgefäße verödet. Dies reduziert auch den Austritt von Flüssigkeit. Im Gegensatz zur Laserbehandlung wird die Netzhaut mit diesem Verfahren nicht geschädigt. Da die Blutgefäße dazu neigen sich wieder zu öffnen, können weitere Behandlungen mit der photodynamischen Therapie notwendig werden.

Der Wirkstoff Verteporfin macht nicht nur die Augen, sondern auch die Haut lichtempfindlicher. Nach dem Eingriff müssen Patienten sich ein bis zwei Tage vor direkter Sonnenbestrahlung und starker

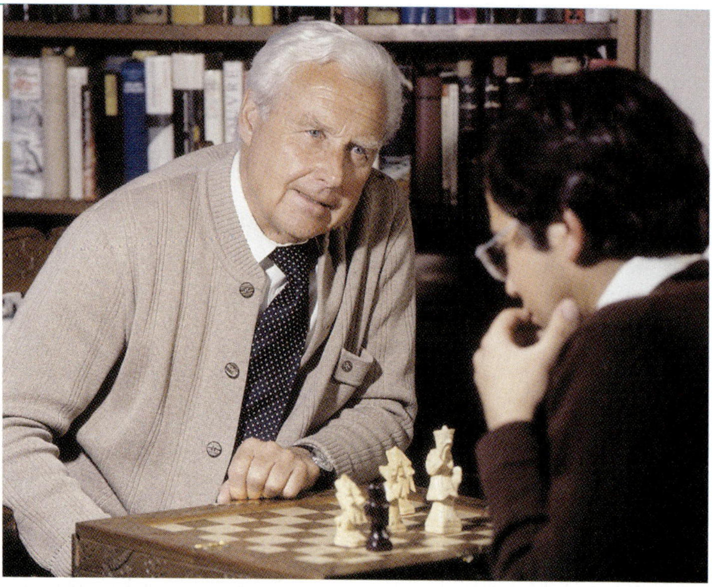

Abb. 19

Die altersbedingte Makuladegeneration tritt in der Regel jenseits des 60. Lebensjahres auf.

Innenbeleuchtung schützen. Es bieten sich eine dunkle Sonnenbrille und verhüllende Kleidung an. Sonst drohen Folgen wie nach einem starken Sonnenbrand. Normales Raumlicht ist dagegen ungefährlich. Chirurgische Verfahren werden zurzeit noch erprobt und eignen sich noch nicht für die breite Anwendung. Allerdings betont der Berufsverband der Augenärzte, dass gerade bei plötzlich auftretenden ausgedehnten Blutungen unter der Netzhaut oder in den Glaskörper - wie sie manchmal bei der altersbedingten Makuladegeneration

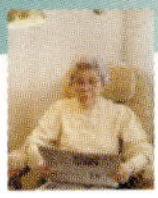

vorkommen - möglichst rasch ein chirurgischer Eingriff erwogen werden sollte. Ebenfalls in der Erprobungsphase befinden sich Medikamente, welche die Gefäßwucherungen beeinflussen sollen. Drei Medikamente (Anti-VEGF Aptamer - z. B. Wirkstoff Pegaptanib, rhuFab V2, Anecortav-Acetat), die entweder in den Glaskörperraum oder neben das Auge injiziert werden, befinden sich in der letzten Phase der klinischen Prüfung, sodass in den nächsten Jahren mit einer Zulassung gerechnet werden kann. Sie wirken gegen einen Faktor, der für die Bildung neuer Gefäße verantwortlich gemacht wird.

Für andere Behandlungsverfahren wie Blutwäsche, Akupunktur oder Transplantation von Netzhautzellen gibt es bislang keine Langzeitstudien, die ihren Wert eindeutig belegen. Die Entwicklung von Augenprothesen (Retinaimplantate) macht zwar Fortschritte, steckt aber dennoch in den Kinderschuhen.

Die Zuckerkrankheit greift auch die Augen an: diabetische Retinopathie

Die Zuckerkrankheit, auch Diabetes mellitus genannt, wirkt sich nicht nur auf Herz-Kreislauf, Nieren und Füße, sondern auch auf die Augen aus. Die Krankheit führt dazu, dass der Körper zu wenig oder gar kein Insulin mehr bildet. Fehlt es ihm an diesem Hormon, entsteht in den Zellen ein Zuckermangel und im Blut ein Überschuss an Zucker. Letzteres verändert auch die kleinen Blutgefäße, wie sie sich in der Netzhaut befinden. Ein Teil der Gefäße stirbt ab, ein anderer wird für Blutbestandteile und Blut durchlässig. Es kommt zu Blutungen und Gefäßwucherungen. Unbehandelt führt die diabetische Retinopathie genannte Erkrankung zur Erblindung. Die Krankheit gilt als eine der häufigsten Ursachen in der westlichen Welt, warum Menschen ihr Augenlicht verlieren.
Zwei von drei Diabetikern treffen die Durchblutungsstörungen der Netzhaut. Tritt die diabetische Retinopathie bereits in jungen Jahren auf, verläuft die Erkrankung schneller als im Alter. Die Häufigkeit nimmt mit der Dauer der Erkrankung zu. Nach zwanzigjähriger Krankheitsdauer verändert sich bei sieben von zehn Zuckerkranken der Augenhintergrund.

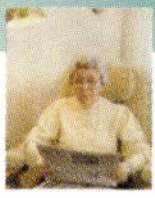

• Nicht proliferative und proliferative Form

Augenärzte unterscheiden zwei Arten der diabetischen Retinopathie:

- Die nichtproliferative Form verläuft langsam. Die Veränderungen können sich zurückbilden. Sehstörungen treten nur auf, wenn die Erkrankung die Stelle des schärfsten Sehens, die Makula, betrifft.

- Anders sieht es bei der proliferativen Form aus. Bei ihr bilden sich Wachstumsfaktoren, die neue, krankhafte Blutgefäße fördern. Mit den Gefäßen wuchert auch das Bindegewebe. Im Endstadium kann sich sogar die Netzhaut ablösen.

Zusätzlich bilden sich in einigen Fällen auf der Regenbogenhaut und im Kammerwinkel neue Gefäße. Diese erhöhen den Augeninnendruck. Fachleute sprechen auch vom Sekundärglaukom (Glaukom siehe Seite 85). Es lässt sich nur schwer behandeln. Im extremen Fall nimmt das Auge durch den zu hohen Druck schweren Schaden. Manchmal bremst eine Laserbehandlung diesen negativen Verlauf.
Die beste Therapie der diabetischen Retinopathie besteht darin, die Blutzuckerwerte im Zaum zu halten. Produziert der Organismus gar kein Insulin mehr (Diabetes Typ 1), spritzen sich die Betroffenen das Hormon. Beim Diabetes Typ 2, der vor allem im zunehmenden Alter eine Rolle spielt, hilft eine richtige Ernährung, Bewegung, Abbau von Übergewicht und bei Bedarf auch Medikamente und Insulin. Außerdem empfchlen Diabetologen, auf Nikotin und übermäßigen Alkoholkonsum zu verzichten und in Absprache mit dem Hausarzt den Blutdruck zu kontrollieren. Ein bestimmter Wert, der so genannte HbA$_{1C}$, gibt darüber Auskunft, wie hoch der Blutzuckerspiegel in den vergangenen sechs bis sieben Wochen lag.
Zwar klagen Diabetiker häufig darüber, dass ihre Sehschärfe schwankt, beispielsweise über eine vorübergehende Kurzsichtigkeit. Diese Probleme hängen aber oft mit der Gabe von Insulin beziehungsweise mit der Höhe des Blutzuckerspiegels zusammen. Es handelt sich zwar nicht um Anzeichen einer diabetischen Retinopathie, ist aber ein gutes Zeichen für einen schlecht eingestellten Diabetes mellitus.

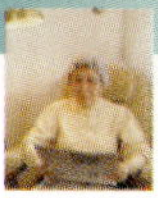

Die erfolgreiche Behandlung der diabetischen Retinopathie hängt besonders davon ab, dass man sie möglichst frühzeitig entdeckt. Das Verhängnisvolle: Die Erkrankung verursacht zunächst keine Beschwerden.

Die Initiativgruppe zur Früherkennung diabetischer Augenerkrankungen rät:

- Unmittelbar nach Diagnose der Zuckerkrankheit sollten sowohl Typ-1- als auch Typ-2-Diabetiker einen Augenarzt aufsuchen. Diese Maßnahme besitzt eine große Bedeutung, weil in der Regel Ärzte und Patienten nicht wissen, wie lange die Stoffwechselkrankheit bereits besteht.
- Treten noch keine diabetischen Veränderungen der Netzhaut auf, rät die Initiativgruppe, mindestens einmal jährlich die Augen untersuchen zu lassen.
- Bestehen bereits Veränderungen der Netzhaut, müssen Patienten in wesentlich kürzeren Abständen in die Praxis. Je nach Stadium alle drei bis sechs Monate.

Stellt der Augenarzt Veränderungen der Netzhaut und des Augenhintergrundes fest, hilft in vielen Fällen eine Laserbehandlung. Sie verlangsamt den Sehverlust oder hält ihn auf. Die Behandlung verläuft fast schmerzlos. Gezielte Laserstrahlen veröden die krankhaften Wucherungen. Ob die Therapie ambulant oder stationär erfolgt, entscheidet der behandelnde Arzt von Fall zu Fall.

Bei weit fortgeschrittener Krankheit reicht der Laser oft nicht mehr. Der Augenarzt führt dann eine Kältebehandlung durch. Für schwere Blutungen und ausgedehnte Gefäßwucherungen steht ein recht neues OP-Verfahren zur Verfügung. Bei der so genannten Vitrektomie entfernt der Operateur den Glaskörper, um an der Netzhaut arbeiten zu können. So lassen sich gewisse Erfolge erzielen und bei günstiger Entwicklung sogar die Sehschärfe wieder verbessern. Je weiter die diabetische Retinopathie fortschreitet, desto geringer liegen die Behandlungschancen.

Vitrektomie

Entfernung des Glaskörpers.

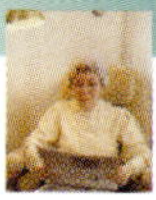

Wenn der Film verloren geht: Netzhautablösung

Retinales Pigmentepithel

Gewebeschicht, die unter der Netzhaut liegt.

Bei der Netzhautablösung handelt es sich um eine bedrohliche Erkrankung. Die Netzhaut hebt sich von dem sie umgebenden Gewebe, dem so genannten retinalen Pigmentepithel, ab. Die Netzhautablösung trifft in Deutschland rund 10 000 Patienten im Jahr. Als Risikofaktoren gelten vor allem Kurzsichtigkeit, vorangegangene Operationen des grauen Stars, Diabetes mellitus sowie Entzündungen und Tumoren im Auge.

Zu den Frühsymptomen zählen Lichtblitze oder ein Schwarm schwarzer Punkte vor dem betroffenen Auge. In der Folge schränkt die Krankheit das Gesichtsfeld immer weiter ein. Viele Patienten beschreiben als Spätsymptome einen fallenden Vorhang, eine aufsteigende Mauer oder Scheuklappen.

Grundsätzlich gilt:

- Je kürzer eine Netzhautablösung bestanden hat,
- je weniger kompliziert der Ausgangsbefund war
- und je weniger Netzhautgewebe betroffen ist, desto besser ist die Prognose.

Im günstigsten Fall bleibt die volle Sehkraft erhalten. Im ungünstigsten Fall droht das Auge zu erblinden. Daher ist es wichtig, schon beim geringsten Verdacht auf eine Netzhautablösung den Augenarzt aufzusuchen.

Als Vorstufe zur Netzhautablösung treten Löcher in der Netzhaut auf. Entdeckt der Augenarzt ein solches Netzhautloch, kann er es per Laser abriegeln. Auf diese Weise entsteht eine Narbe, so dass sich dort die Netzhaut nicht mehr ablöst. Bestehen Risikofaktoren, empfehlen Augenärzte eine regelmäßige Kontrolle, um diese Vorstufe rechtzeitig erkennen und behandeln zu können.

Liegt bereits eine Netzhautablösung vor, ist eine Operation erforderlich. Dies erfolgt meist, indem von außen eine Verstärkung (Plombe) auf das Auge aufgenäht wird. Die Plombe besteht aus einem Silikonschwamm und kann dort lebenslang bleiben.

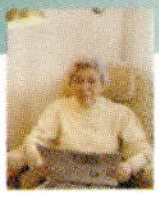

Bei komplizierten Verläufen kommt man oft nicht an einem ausgedehnten chirurgischen Eingriff am Glaskörper vorbei. Feine, in das Auge eingeführte Instrumente entfernen in diesem Fall den Glaskörper. Anschließend führt man, um den Heilungsprozess zu fördern und die entstandene Lücke zu schließen, Gas oder ein durchsichtiges Silikonöl in das Auge ein.

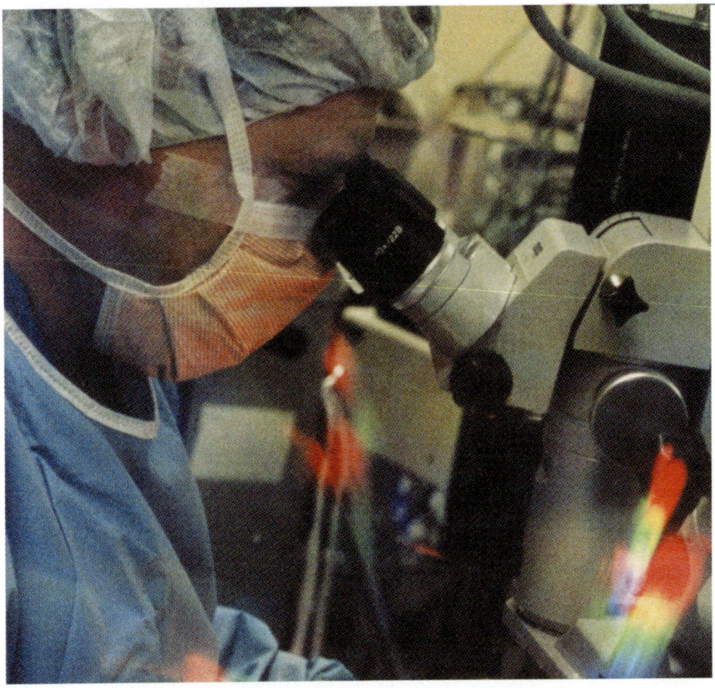

Abb. 20

Augenoperationen sind ein diffiziles Meisterwerk.

Vererbte Erkrankung: Retinitis pigmentosa

Dieser Begriff umfasst eine Gruppe erblicher Erkrankungen der Netzhaut. Sie besitzen die Gemeinsamkeit, dass sich die Stäbchen, sie sorgen für das Kontrast- und Hell-dunkel-Sehen, zurückbilden, also degenerieren. Es kommt zu Nachtblindheit, das Gesichtsfeld schränkt sich ein und das Sehvermögen verringert sich. Obwohl die zentrale Sehschärfe erhalten bleibt, können sich viele Betroffene nicht mehr oder nur noch schwer orientieren. Im schweren Verlauf droht bei der chronisch verlaufenden Retinitis pigmentosa sogar die Erblindung. In Deutschland leiden rund 3 000 Personen darunter, weltweit beträgt die Zahl der Betroffenen anderthalb Millionen.

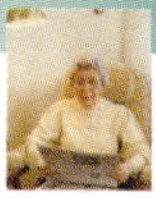

Eine Ursache kennen die Experten noch nicht. Der Name der Erkrankung führt in die Irre, da die Endung „itis" für eine Entzündung steht, die der Krankheit aber nicht zugrunde liegt.
Im Laufe der Erkrankung verschieben sich die Pigmente der Netzhaut, also die Farbstoffe, in eine typische Form. Augenärzte sprechen von Knochenkörperchen. Diese werden als dunkle Flecken auf dem Augenhintergrund sichtbar. Sie breiten sich über die gesamte Netzhaut aus oder treten nur in einem Bereich auf.

Knochenkörperchen

Besondere Form, in der sich die Farbstoffe der Netzhaut bei der Retinitis pigmentosa anordnen.

Die Retinitis pigmentosa macht sich zuerst an den Stäbchen bemerkbar. In späteren Stadien sind auch die Zapfen - sie sorgen für das Farbensehen - und andere Schichten der Netzhaut betroffen. Am Ende zieht sie schließlich auch den Sehnerv in Mitleidenschaft. Inzwischen wissen Mediziner nicht nur, dass Eltern die Retinitis pigmentosa auf ihre Kinder vererben. Allein die Veränderung eines einzigen Gens zeigt sich für die fatalen Folgen im Auge verantwortlich. In drei von fünf Fällen haben Kinder von beiden Elternteilen das krankheitsverursachende Gen geerbt.
Im Zentrum steht wie bei vielen Augenerkrankungen die Früherkennung. Dies geschieht mithilfe der Elektroretinographie. Der Augenarzt sendet fest definierte Lichtreize aus. Bereits in der Frühphase der Retinitis pigmentosa reagieren die Augen darauf nicht mehr.

Elektroretinographie

Untersuchungsmethode. Ein Gerät sendet bestimmte Lichtreize aus. Reagieren Patienten nicht darauf, liegt der Verdacht auf Retinitis pigmentosa nahe.

Bereits in der Kindheit sehen viele Betroffene schlecht in der Dämmerung. Helles Licht blendet sie. Später engt sich das Gesichtsfeld röhrenförmig ein. Augenärzte sprechen vom Tunnelblick. Die Erkrankten bemerken dies häufig nicht. Das liegt daran, dass sich die Lücken nicht als weiße oder schwarze Flecken bemerkbar machen. Das Gehirn ergänzt die fehlenden Teile.
Je kleiner das Gesichtsfeld, desto schwieriger fällt es den Betroffenen sich zu orientieren. Sie stolpern über Stufen oder Möbelstücke. Die zentrale Sehschärfe bleibt zwar erhalten, doch gewinnt man mit ihr keinen Überblick über den Raum. Das führt zum Paradox, dass Retinitis-pigmentosa-Patienten zwar einen Blindenstock benutzen, um sich zu orientieren, eine Zeitung aber ohne Brille lesen.

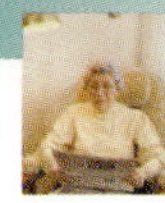

Wenn der Druck größer wird: Glaukom

Als Glaukome bezeichnet man eine Vielzahl von Augenerkrankungen. Unbehandelt und nicht rechtzeitig erkannt, führen sie alle zum gleichen traurigen Resultat: Sie zerstören den Sehnerv. Das gefährliche: Ein Glaukom, auch grüner Star genannt, verläuft oft ohne Symptome. Wenn Betroffene etwas vom Sehverlust merken, schädigte die Krankheit bereits dramatisch den Sehnerv. Ein bereits entstandener Sehschaden lässt sich nicht wieder rückgängig machen. Man kann nur versuchen, das verbliebene Sehvermögen zu erhalten und die Blindheit zu verhindern.

„Obwohl keine genauen Zahlen vorliegen, dürfte das Glaukom eine wahre Volkskrankheit sein“, berichtet der Initiative Glaukom e.V. Etwa drei Millionen Menschen in Deutschland leiden an einer Vorstufe, einem erhöhten Augeninnendruck. Rund 800 000 besitzen ein Glaukom. Die Dunkelziffer ist groß.

Das Lebensalter steht als Risikofaktor an erster Stelle. Liegt die Häufigkeit bei allen Personen über 40 Jahren bei knapp zweieinhalb Prozent, steigt sie jenseits der 75 auf sieben bis acht Prozent. Hinzu kommen eine familiäre Belastung und eine höhere Kurzsichtigkeit ab minus 5 Dioptrien als weitere wichtige Risikofaktoren. Lebensgewohnheiten, Beruf oder Ernährung besitzen nach heutiger Kenntnis keinen Einfluss.

• Augeninnendruck

Beim Glaukom gehen die Nervenfasern im Sehnerv und in der Netzhaut zugrunde. Vor allem zwei Faktoren fördern diesen Umstand. Zum einen ein erhöhter Augeninnendruck, zum anderen eine unzureichende Blutversorgung der Sehzellen.

Augeninnendruck

Druck, der im Augapfel herrscht. Wird in der gleichen Einheit gemessen wie der Blutdruck.

Lange Zeit galt ein bestimmter Augendruckwert als Synonym für ein Glaukom. Augenärzte messen ihn in der gleichen Einheit wie den Blutdruck, nämlich mmHg. Mittlerweile wissen sie, dass der Wert, ab dem man empfindlich auf einen Augendruck reagiert, sich von Mensch zu Mensch unterscheidet. Allerdings droht der Schaden am Sehnerv um so größer zu werden, je höher der Wert des Augeninnendruckes liegt. So besitzt eine Person mit 35 mmHg eine fünffach erhöhte Wahrscheinlichkeit am Glaukom zu erkranken, wie eine mit 23 oder 24 mmHg.

Warum erhöht sich der Augeninnendruck? Eine zentrale Rolle spielt das so genannte Kammerwasser, das sich im Augeninneren befindet. Wie bei einem See herrscht im gesunden Auge ein Gleichgewicht zwischen Zu- und Abfluss. Der Druck verändert sich nicht. Beim Glaukom treten oft Störungen beim Abfluss auf. Der Augeninnendruck steigt an. Mit der Zeit drückt dies zunehmend auf den Sehnerv. Nervenfasern gehen zugrunde. Folge: Das Gesichtsfeld schränkt sich ein.

Abb. 21

Durch den Überdruck beim grünen Star im Auge kann der Sehnerv geschädigt werden.

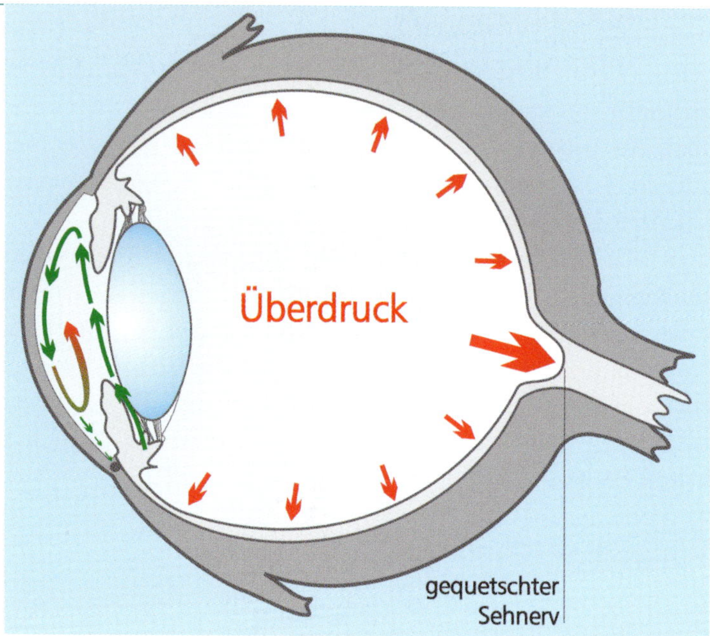

Auf den absoluten Druckwert kommt es jedoch, wie schon gesagt, nicht an. Bei einigen Menschen nimmt der Sehnerv bereits bei geringen Werten Schaden, während andere auch bei relativ hohen Werten ein gesundes Auge besitzen. Würde man nur anhand des Drucks die Patienten beurteilen, bliebe die Hälfte aller Glaukome unerkannt. Deswegen spielt die Untersuchung der Sehnerven durch

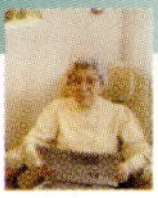

den Augenarzt eine zentrale Rolle. Sieht er eine Aushöhlung der Sehnerven, liegt der Verdacht auf ein Glaukom nahe. Schließlich bringt eine Untersuchung des Gesichtsfeldes, die Perimetrie, bereits

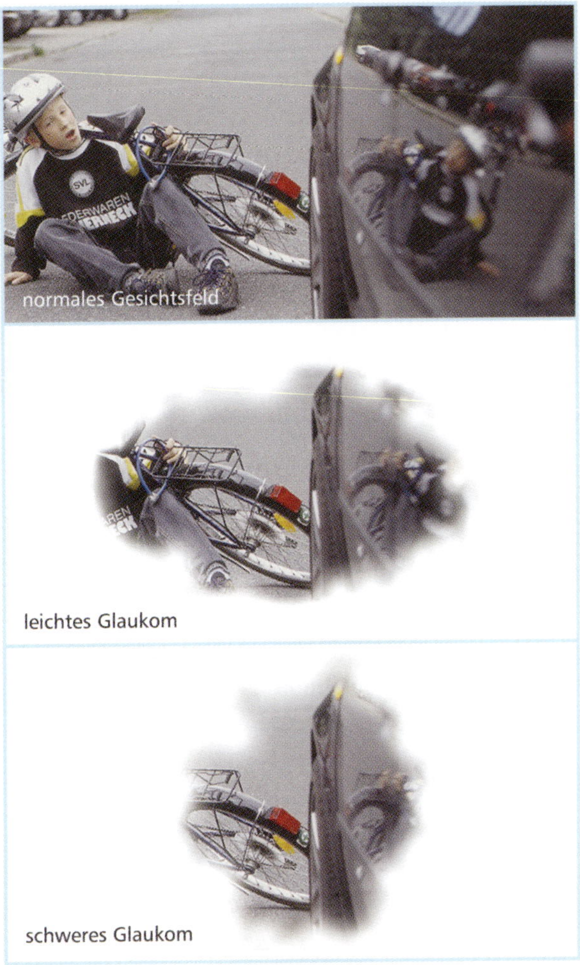

Abb. 22

Der grüne Star (Glaukom) engt das Gesichtsfeld ein.

Ausfälle zu Tage, von denen der Patient noch gar nichts merkt. Erste Aushöhlungen des Sehnerven treten jedoch bereits oft viele Jahre vor Ausfällen auf, welche die Perimetrie offen legt. Das gilt vor allem für Fälle des Normaldruckglaukoms, bei denen noch keine auffälligen Augeninnendruckwerte auftreten.

Perimetrie

Untersuchung des Gesichtsfeldes.

Eine Reihe moderner Verfahren liefert genauere Analysen des Sehnervs und möglicherweise bestehender Glaukomschäden. Hierzu zählt die Untersuchung mit so genannten Netzhauttomographiegeräten. Sie liefern ein dreidimensionales Bild des Auges und werten die Messung mithilfe eines Computers aus. Sie dauert nur wenige Minuten und verläuft wie die gesamte Glaukomvorsorge absolut schmerzfrei.

Im Zentrum der Behandlung steht die Früherkennung, insbesondere die Untersuchung des Sehnervs. Allerdings tragen die Krankenkassen nicht die Kosten für Personen, bei denen noch kein Glaukom diagnostiziert wurde. Die Augenärzte kämpfen seit mehr als 20 Jahren dafür, dass dies in den Leistungskatalog der gesetzlichen Krankenkassen gelangt.

• Steter Tropfen gegen das Glaukom

Antiglaukomatosa

Tropfen, die den Augeninnendruck senken.

Den meisten Glaukompatienten helfen Augentropfen, so genannte Antiglaukomatosa, die den Augeninnendruck senken. Die seit langem bewährten Betablocker werden in den letzten Jahren durch innovative Präparate wie Prostaglandine und Alpha-Agonisten ersetzt. Eine weitere, relativ neue Substanzklasse sind die lokalen Carboanhydrasehemmer. Einige Prostaglandine besitzen den Vorteil, dass Patienten sie nur einmal und nicht mehrmals täglich tropfen müssen. Die Prostaglandine waren eine Revolution in der Glaukombehandlung, da sie den Druck wesentlich stärker senken als andere Präparate. Sie haben jedoch auch einige Nachteile und Nebenwirkungen. Die Wimpern beginnen wieder stark zu wachsen und die Regenbogenhaut bekommt dunkle Flecken. Außerdem können Prostaglandine zu einer Rötung der Augen führen. Diese Nebenwirkung ist bei den verschiedenen Präparaten unterschiedlich stark ausgeprägt.

Erreichen die Arzneimittel nicht das Ziel, kommen chirurgische Eingriffe in Frage, die entweder auf die Produktionsstätte der Augenwassers zielen oder einen Abfluss nach außen schaffen.

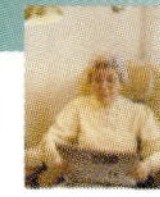

Zusammenfassung

Schnell informiert

Das Wichtigste über Erkrankungen des hinteren Auges

Erkrankungen des hinteren Auges greifen vor allem die Netzhaut und den Sehnervs an, den Film unserer natürlichen Kamera. Die altersbedingte Makuladegeneration tritt, wie der Name bereits sagt, im zunehmenden Alter häufiger auf. Die Krankheit schädigt den Punkt des schärfsten Sehens, die Makula. Im fortgeschrittenen Verlauf sehen Betroffene quasi nur noch am Rand. Behandlungsmöglichkeiten gibt es nur für die feuchte Form. Viele profitieren von einer neuen Behandlungsmethode, der photodynamischen Therapie.

Die Zuckerkrankheit schadet auch unseren Sehorganen, indem sie dort die kleinen Blutgefäße krankhaft verändert. Die Netzhaut droht sich abzulösen und Diabetiker können als Folge sogar blind werden. Auch andere Ursachen können dazu führen, dass sich die Netzhaut ablöst. Eine regelmäßige Kontrolle beim Augenarzt bietet den besten Schutz.

Unter der Retinitis pigmentosa fasst man erbliche Erkrankungen der Netzhaut zusammen. Es bilden sich die Stäbchen, sie sorgen für Kontrast- und Hell-dunkel-Sehen, zurück. Im Gegensatz zur Makuladegeneration sehen Betroffene im Zentrum noch sehr gut, die Umgebung erscheint ihnen dagegen unscharf.

Trübungen des Glaskörpers - sichtbar als „fliegende Mücken" - gelten meistens als harmlos. Sicherheitshalber sollten Betroffene aber beim ersten Auftreten einen Augenarzt aufsuchen.

Das Glaukom zählt zu den wichtigsten Erkrankungen, die das gesamte Auge betreffen. Bei ihm erhöht sich der Augeninnendruck, was den Sehnerv „quetscht" beziehungsweise seine Durchblutung vermindert und ihn so auf Dauer schädigt. Regelmäßig verwendete Augentropfen und Vorsorgeuntersuchungen beim Augenarzt verhindern in der Regel den Fortlauf der Erkrankung.

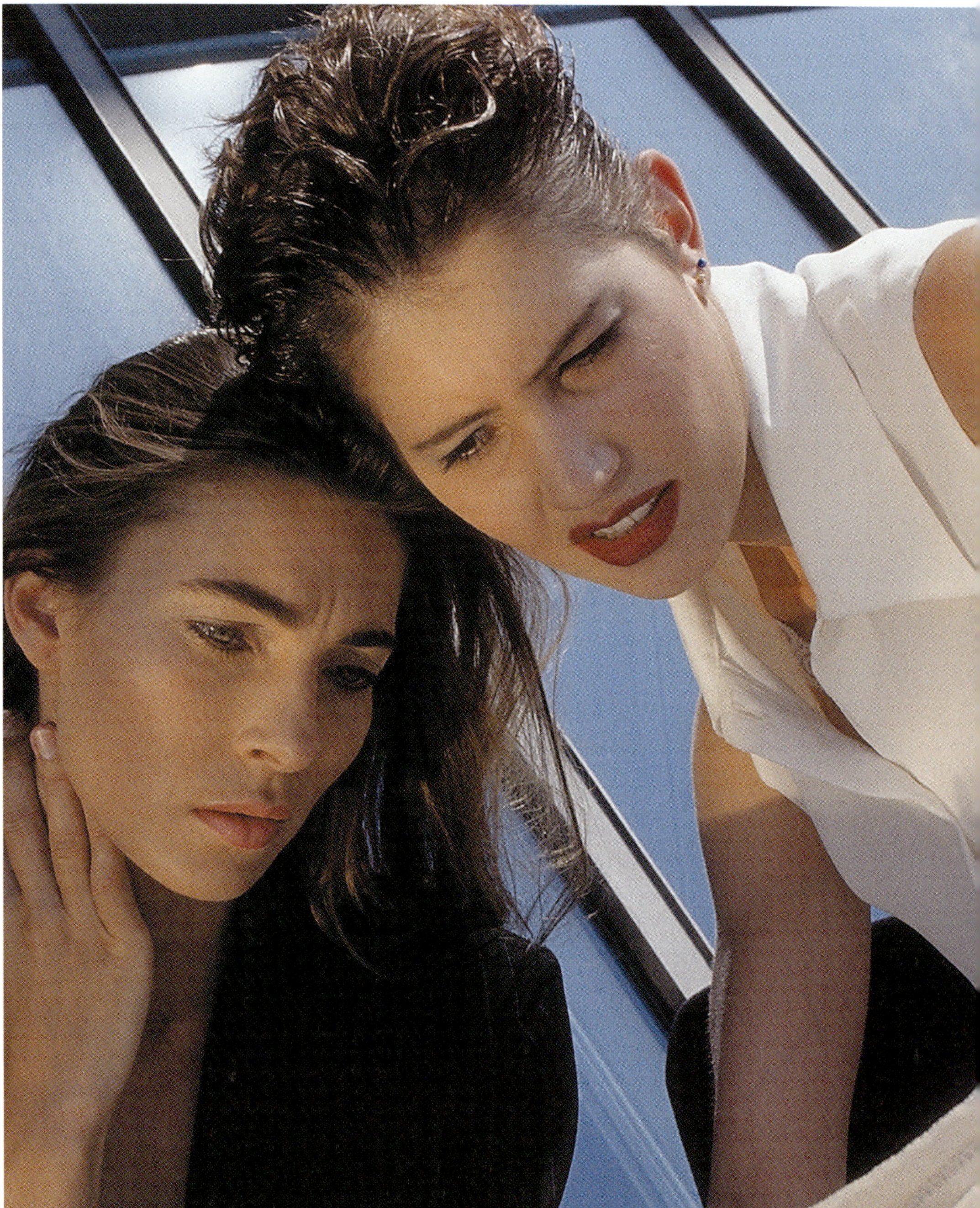

Sonstige Erkrankungen

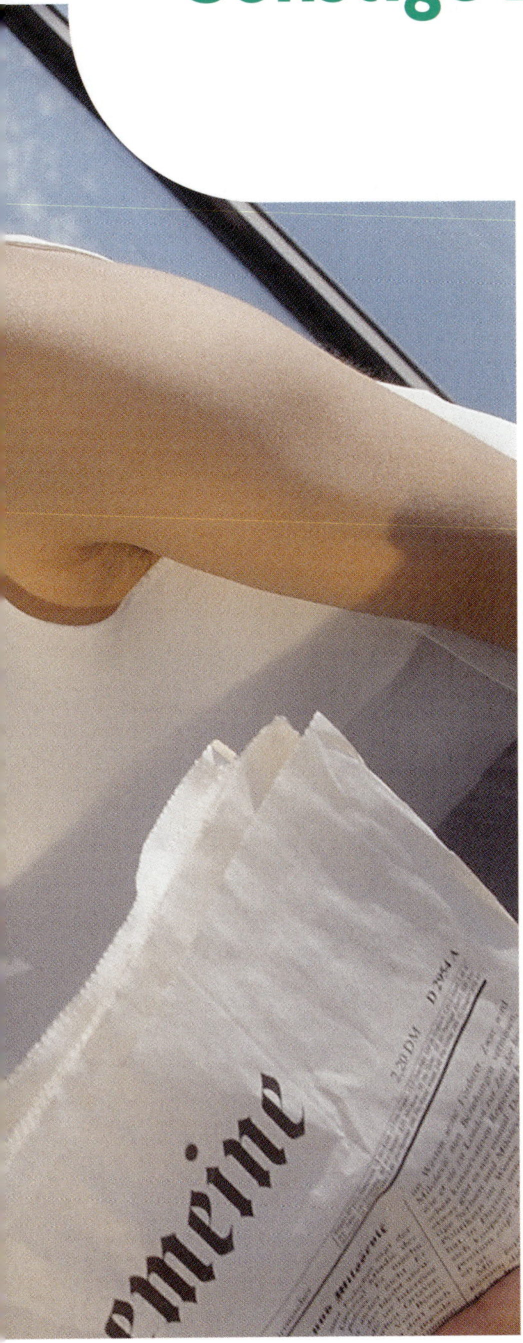

Einige Erkrankungen beschränken sich nicht nur auf das vordere oder das hintere Auge, sondern wirken sich auf das gesamte Sehorgan aus.

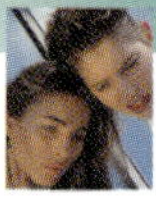

Wenn die Bilder wackeln: Augenzittern und Augenflimmern

Wackelnde Bilder kennzeichnen diese beiden Erkrankungen. Leiden Patienten dauerhaft unter dem Augenzittern, tritt das Augenflimmern anfallsartig auf.

- **Augenzittern**

Mit Augenzittern bezeichnen Augenärzte unwillkürliche, also nicht von uns gesteuerte Augenbewegungen. Sie setzen häufig die Sehschärfe deutlich herab. Viele davon betroffene Personen gelten daher als sehbehindert. Ruckartiges Augenzittern, Mediziner sprechen von Nystagmus, tritt auch bei Gesunden auf, zum Beispiel wenn man bei einer Zugfahrt aus dem Fenster schaut. Der Blick haftet an den vorbeigleitenden Gegenständen. Dann bringen wir unbewusst die Augen mit einem raschen Ruck wieder in die Ausgangsstellung zurück.

Augenzittern kommt als angeborene oder erworbene Erkrankung vor. Beim erworbenen Augenzittern bemerken Betroffene die Erkrankung daran, dass die Umgebung plötzlich instabil wirkt und sie sehen wackelnde Bilder. Über die Ursache wissen Experten nur wenig. Sie vermuten aber, dass Augenzittern von innerer Anspannung, Stress und Müdigkeit abhängt. Aber auch in Folge von Hornhautnarben, bei Farbenblindheit oder bei Defekten der Netz- oder Aderhaut treten diese Symptome auf. Bei Erwachsenen kommt das Augenzittern bei Erkrankungen des Gehirns vor. Eine nervenärztliche Untersuchung ist deshalb bei einem im Erwachsenenalter entstandenen Augenzittern stets erforderlich.

Beim angeborenen Augenzittern, das fast immer das Sehen stark behindert, bemerkt der Patient seine Krankheit nicht. Er kennt keine anderen Seheindrücke und hält seine Wahrnehmung für normal.

Bei seiner Untersuchung stellt der Augenarzt fest, um welche Form des Augenzitterns es sich handelt. Außerdem kann er dem Patienten mitteilen, ob die Störung gefährlich ist oder nicht. In manchen Fällen vermindert eine Operation die Symptome.

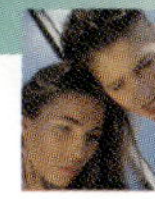

• Augenflimmern

Im Gegensatz zum Augenzittern tritt das Augenflimmern anfallsweise auf. Es äußert sich durch das Sehen von Blitzen, Funken oder unscharfen, zitternden Bildern. Augenflimmern kommt auch als Symptom verschiedener Augenkrankheiten, etwa einer Netzhautablösung oder einem grauen Star, in Frage. Als Augenmigräne bezeichnet man eine Sehstörung bei Migräneanfällen: Das Gesichtsfeld, dessen äußere Grenze als schimmernde Linie erscheint, verdunkelt sich.

Bei all diesen Symptomen sollten Sie schnellstmöglich einen Augenarzt aufsuchen, der die richtige Diagnose stellen und eine für Sie geeignete Therapie einleiten kann.

Rund um den Augapfel: Erkrankungen der Augenhöhle

Bei der Augenhöhle handelt es sich um den Ort im Kopf, in dem sich der Augapfel befindet. In ihm liegen außerdem neben dem Sehnerv und den Augenmuskeln noch Blutgefäße und Nerven, die den Augapfel und die Haut der Lider versorgen.

Erkrankungen der Augenhöhle entstehen in der Augenhöhle selbst oder leiten sich aus den Nasennebenhöhlen und dem Schädelinneren in die Augenhöhle fort. Sie gefährden nicht nur das Auge und das Sehvermögen, sondern greifen manchmal auf das Gehirn über.

Augenhöhlenkrankheiten entstehen meistens durch Entzündungen oder Geschwülste. Es greifen aber auch Entzündungen, besonders im Nasen-Nebenhöhlenbereich, leicht auf die Augenhöhle über.

Die knöcherne Struktur der Augenhöhle erlaubt keine Ausdehnungen oder Schwellungen. Durch Erkrankungen der Augenhöhle kann es deshalb leicht zu einer Erhöhung des Augendrucks und zum Hervortreten des Auges kommen. Es drohen besonders Schäden am Sehnerv. Außerdem lässt sich das Auge oft nur eingeschränkt bewegen und die Lider röten sich. Besonders häufig treten die Augen auch bei einer Störung der Schilddrüse auffällig hervor.

TIPP

Einen Selbsttest, ob ein Auge hervortritt, finden Sie auf Seite 118.

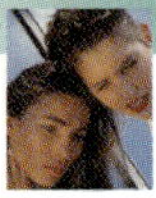

Bei sehr hoher Kurzsichtigkeit ist der Augapfel so groß, dass er in der Augenhöhle zu wenig Platz hat und deshalb hervortritt.

Doppeltsehen: Lähmungen der Augenmuskeln

Durch Kombination der verschiedenen Augenmuskeln bewegen wir unser Auge in verschiedene Blickrichtungen. Beide Augen sind in ihren Bewegungen aufeinander abgestimmt. Sind Muskeln gelähmt, lassen sich die Augen nicht mehr parallel stellen, man sieht doppelt. Augenmuskellähmungen entstehen durch Blutungen, Infektionskrankheiten, Vergiftungen, Durchblutungsstörungen, Geschwülste oder Hirnnervenschäden. Auch Krankheiten wie Diabetes mellitus, multiple Sklerose, Arteriosklerose und AIDS haben manchmal Lähmungen zur Folge.

Eine Augenmuskellähmung kann entweder als Lähmung der inneren oder der äußeren Augenmuskeln auftreten. Bei der inneren Augenmuskellähmung kommt es zu Störungen der Akkommodation, also der Umstellung von Nah- auf Fernsicht und umgekehrt. Die äußere Augenmuskellähmung führt zum Schielen, anfangs mit Doppeltsehen bzw. Doppelbildern und Schwindelgefühl.

Akkommodation

Umstellung von Nah- auf Fernsicht.

Kein harmloser Silberblick: Schielen

Augenärzte sprechen von Schielen (Strabismus), wenn es Betroffenen nicht gelingt, beide Augen parallel auf dasselbe Objekt zu richten. Diese Fehlstellung tritt dauerhaft oder gelegentlich auf. Meistens leiden bereits Kleinkinder unter den Symptomen. Fachleute schätzen, dass es in Deutschland jedes zehnte Kind trifft. Laut Berufsverband der Augenärzte schielen vier bis fünf Millionen Bundesbürger.

• Kinder bevorzugt

Beim Schielen handelt es sich nicht nur um ein kosmetisches Problem. Unbehandelt droht das schielende Auge schwachsichtig zu werden. Außerdem leiden besonders Kinder darunter, wenn ihre

Mitschüler sie hänseln. Eltern sollten daher den Silberblick nicht verniedlichen, sondern frühzeitig eine ärztliche Behandlung ermöglichen. Je früher das Schielen auftritt und je später es ein Augenarzt behandelt, desto schwerer ist die drohende Sehbehinderung.

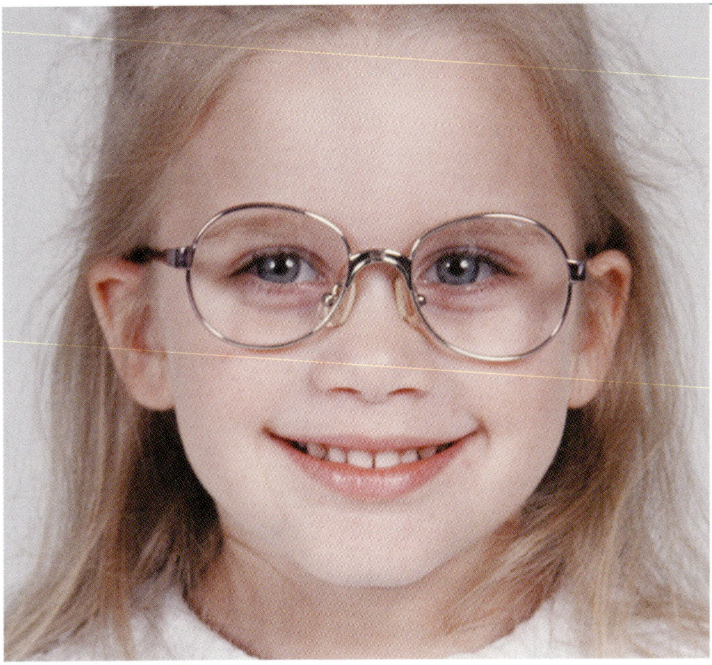

Abb. 23

Wenn Kinder eine Brille brauchen, sollten Sie dies nicht hinauszögern.

Augenärzte unterscheiden zwei Arten des Schielens:

- Bei der am weitest verbreiteten Form, dem Begleitschielen, besteht die Krankheit seit Geburt oder den ersten Lebensjahren.
- Das Lähmungsschielen erwerben die Betroffenen, zum Beispiel durch einen Unfall.

Wie bereits erwähnt, sehen beim Schielen die beiden Augen nicht parallel auf einen Gegenstand oder eine Person. Um den Raum richtig wahrzunehmen, müssen unsere Augen in dieselbe Richtung schauen. Geschieht dies nicht, entstehen zwei unterschiedliche Bilder. Diese stören das räumliche Sehen. Eigentlich müssten Schielende immer Doppelbilder sehen. Das Gehirn verhindert dies jedoch bei Kindern. Es unterdrückt die Seheindrücke des betroffenen Auges. Dieses verliert mehr und mehr die Fähigkeit zum Sehen. Das gesunde Auge

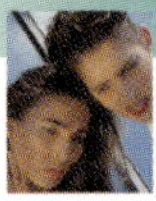

dominiert. Es entwickelt sich mit der Zeit eine Sehschwäche eines sonst gesunden Auges. Fachleute nennen sie Amblyopie. Unbehandelt bleibt sie das ganze Leben bestehen. Nach dem siebten Lebensjahr fällt eine Korrektur sehr schwer oder ist gar nicht mehr möglich.

Amblyopie

Sehschwäche, die sich mit der Zeit beim schielenden Auge entwickelt.

Bei Erwachsenen stellt sich ein ganz anderer Mechanismus ein. Der Schielende versucht seinen Kopf so zu drehen oder zu neigen, dass er die Doppelbilder ausgleicht. So kann ein Schiefhals entstehen, eine äußerst schwierig zu behandelnde Erkrankung.

Schiefhals

Kopfstellung bei Erwachsenen zur Vermeidung von Doppel-bildern.

Da Schielen in einigen Familien gehäuft auftritt, lässt sich darauf schließen, dass die Eltern die Veranlagung vererben. Auch bestimmte Erkrankungen oder Verletzungen erhöhen das Risiko. Folgende Alarmzeichen lassen an Schielen denken:

- Lichtempfindlichkeit
- Augentränen
- Zukneifen der Augen
- Verstimmung oder Reizbarkeit
- chronische Lidrandentzündungen
- schiefe Kopfhaltung und ungeschickte Bewegungen.

Grundsätzlich raten Augenärzte, bereits im Vorschulalter die Augen eines Kindes untersuchen zu lassen.

TIPP

Einen Selbsttest, der zeigen kann, ob ihr Kind schielt, finden Sie auf Seite 118.

Nützliches Pflaster

Die Therapie dauert lange und erfordert von Eltern und Kind viel Geduld und Disziplin. Verursacht Weitsichtigkeit den Silberblick, hilft oft schon eine Brille. Auch die Sehschule beim Augenarzt unterstützt die Behandlung. Bei der so genannten Okklusionsbehandlung klebt man ein Pflaster auf das gesunde Auge. Dies trainiert das schielende Auge. Auch eine Operation an den äußeren Augenmuskeln kann die Fehlstellung korrigieren. Jedes zweite Schielkind muss sich ihr unterziehen.

Okklusionsbehandlung

Das gesunde Auge wird mit einem Pflaster zugeklebt. Dies trainiert das schielende Auge.

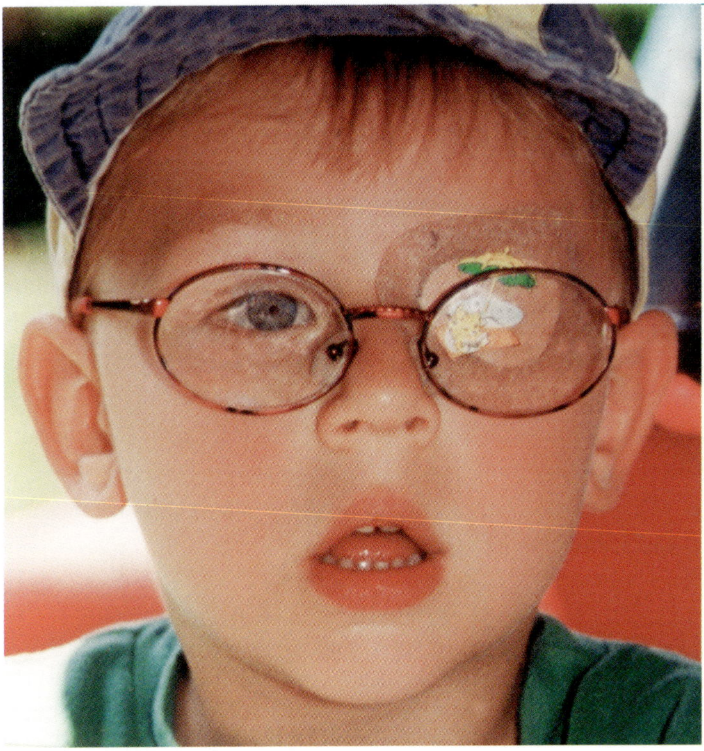

Abb. 24

Schielpflaster, um die Muskeln des erkrankten Auges zu trainieren.

Tumorerkrankungen des Auges

Auch am Auge treten gut- und bösartige Tumorerkrankungen auf.

- **Retinoblastom**

Das Retinoblastom, eine Krebserkrankung des Auges, tritt in der Regel im Kleinkindesalter auf. Obwohl sie selten vorkommt, nimmt sie unter den bösartigen Tumoren in diesem Lebensalter den Spitzenplatz ein. Da Kinder dieses Alters selten über Sehstörungen klagen können, ist meist das erste Symptom das weiße Aufleuchten der Pupille. Weiters kann es zu Schwellung, Schmerzen, Rötung und Schielstellung des Auges kommen. Die Therapie hängt von der Tumorgröße ab, wobei nicht nur eine Operation in Frage kommt. Die Prognose beim Retinoblastom ist bei frühzeitiger Diagnose und Therapie günstig.

• Lidtumoren

Ein Lidtumor tritt auf der Haut des Ober- bzw. Unterlides des Auges auf. Mit Abstand am häufigsten unter den bösartigen Lidtumoren diagnostizieren Ärzte das Basaliom. Eine geringere Rolle spielen gutartige Tumoren der Lider. Sonnenstrahlung fördert die Entstehung von Basaliomen. Diese Tumoren führen zu typischen Hautveränderungen an den Lidern sowie zu einem Verlust der Wimpern.

Basaliom

Häufigster bösartiger Tumor des Lides.

Die Diagnose stellen Augenärzte häufig schon auf Grund dieser typischen Hautveränderungen. Letzte Sicherheit gibt aber erst die feingewebliche Untersuchung einer Gewebeprobe. Die Operation bietet sehr gute Heilungsmöglichkeiten für die Patienten. Ob durch die Verwendung von Sonnenschutzcremes mit hohem Lichtschutzfaktor der Entstehung von Basaliomen vorgebeugt werden kann, ist umstritten. Jedenfalls hilft die Meidung von exzessiver Sonneneinstrahlung. Hier gilt: „Die Haut vergisst nichts“.

Uveitis - entzündete Traube

„Uveitis ist ein Oberbegriff für viele verschiedene entzündliche Erkrankungen des Augeninneren“, erklärt die Deutsche Uveitis Arbeitsgemeinschaft. Der Begriff Uvea stammt aus dem Griechischen und bedeutet so viel wie Traube. In der Medizin fasst er Iris, Strahlenkörper und Aderhaut zusammen. Tritt in einem oder mehreren dieser Bereiche eine Entzündung auf, spricht man von Uveitis.

Trifft die Erkrankung die Iris und den Strahlenkörper, sprechen Augenärzte von der vorderen Form. Bei der hinteren entzündet sich die Aderhaut und als Begleiterscheinung oft auch die Netzhaut. Von Panuveitis sprechen Augenärzte, wenn die Uveitis die gesamte Traube erfasst.

• Vordere und hintere Form

Bei der vorderen Form rötet sich das Auge, es fließen vermehrt Tränen und das Blendempfinden steigert sich. Betroffene sehen verschwommen und leiden unter stechenden Augenschmerzen. Vor allem bei der hinteren Form verschlechtert sich das Sehen nur allmählich. Andere

Symptome treten meist nur in sehr leichter Form auf. Deswegen stoßen Augenärzte auf diese Variante meist durch Zufall, es sei denn es ist die Makula, die Stelle des schärfsten Sehens, betroffen.
Die Uveitis kann akut oder chronisch verlaufen, nur einmal auftreten oder sich in Schüben wiederholen. Von einer frühzeitigen Behandlung hängt ab, ob sich Spätfolgen wie Verwachsungen, Trübungen des Glaskörpers oder sogar ein Glaukom oder grauer Star bilden.
Manche Uveitisformen lösen Bakterien, Viren und Parasiten aus. Andere treten im Rahmen von rheumatischen Erkrankungen auf. Bei vier von fünf Fällen bleibt die Ursache jedoch unbekannt.

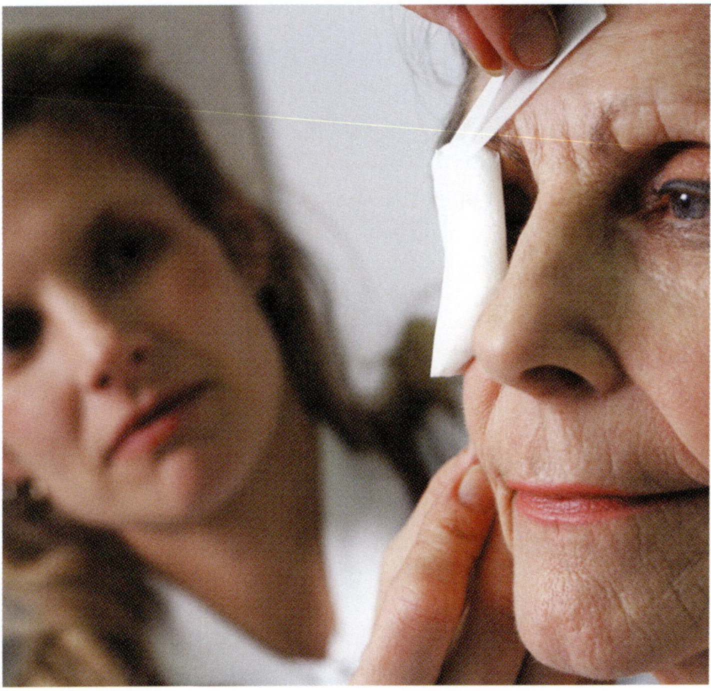

Abb. 25

Die Behandlung einer Entzündung des Augeninnern kann langwierig sein.

Mit der Spaltlampe und verschiedenen Untersuchungen des Augenhintergrundes ordnet der Augenarzt das Krankheitsbild ein. In den meisten Fällen kommt eine allgemeinmedizinische Untersuchung, etwa der Gelenke, Haut, Lunge, Darm und Nieren, hinzu. Außerdem erfolgt eine Blutprobe, die beispielsweise Auskunft über bestehende Krankheitserreger gibt.

Findet sich ein bestimmter Auslöser der Uveitis, lässt sich der Erreger etwa mit einem Antibiotikum behandeln. Die lokale Behandlung mit Cortison bekämpft die Entzündung. Anders sieht es aus, wenn die Ursache im Dunkeln bleibt. Hier versuchen die Augenärzte mit größeren Cortisonmengen in Form von Tropfen, Salben, Tabletten, aber auch als Injektion neben den Augapfel, die Entzündung zu bekämpfen und Komplikationen zu vermeiden. Reichen diese Maßnahmen nicht aus, kommen die so genanten Zytostatika, Medikamente aus der Krebstherapie, zum Einsatz. Besteht die Gefahr, dass die Iris verklebt, lässt sich mit Medikamenten die Pupille weit stellen. Erhöht sich der Augeninnendruck, erhalten die Patienten zusätzlich Tropfen oder Tabletten, die den Druck senken.
Bei einigen Fällen reichen die medikamentösen Maßnahmen nicht aus. Hier greifen chirurgische Eingriffe. Zu den wichtigsten zählen eine Kälteanwendung, um den Glaskörper aufzuhellen und eine Netzhautablösung zu verhindern (Kryopexie) und eine Entfernung des Glaskörpers, um die Entzündungen herabzusetzen und Ansammlungen von Flüssigkeit (Ödeme) und Ablösungen der Netzhaut zu verhindern.

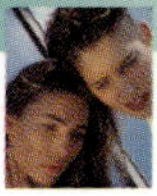

Zusammenfassung

Schnell informiert

Das Wichtigste über Erkrankungen des gesamten Auges

Den Silberblick finden viele Eltern bei ihren kleinen Kindern süß. Doch unbehandelt droht dem schielenden Auge ein dauerhafter Sehschaden. Augenärzte appellieren an die Eltern, ihre Kinder rechtzeitig untersuchen und bei Bedarf behandeln zu lassen.

Vor Tumorerkrankungen, gut- oder bösartigen, ist leider auch das Auge nicht verschont. Die Prognose des Retinoblastoms, einer Krebserkrankung des Auges selbst, ist allerdings bei frühzeitiger Diagnose und Therapie günstig. Auch bei Lidtumoren gibt es gute Heilungschancen.

Unter dem Begriff Uveitis fassen Augenärzte verschiedene entzündliche Erkrankungen des Auges zusammen. Bei vier von fünf Fällen bleibt die Ursache unbekannt. Oft lassen sich die Entzündungen aber gut mit Medikamenten behandeln

Service

Noch Fragen offen? Kein Problem, in unserem Service-Center finden Sie Tipps, Übersichten, Adressen und Anleitungen, die Ihnen bei Augenproblemen helfen.

Sprechstunde Prof. Augustin und Dr. Gerhardt

Wer noch ein paar gute Tipps für den richtigen Durchblick braucht, ist hier an der richtigen Stelle. Dr. Günter Gerhardt als Hausarzt, sowie Facharzt für Augenmedizin Prof. Dr. Albert Augustin als Experte beantworten gern Ihre Fragen.

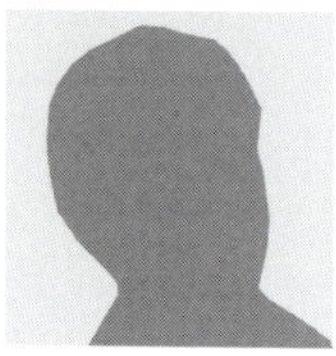

Ich leide häufig unter einer Bindehautentzündung. Muss ich jedes Mal zum Arzt?

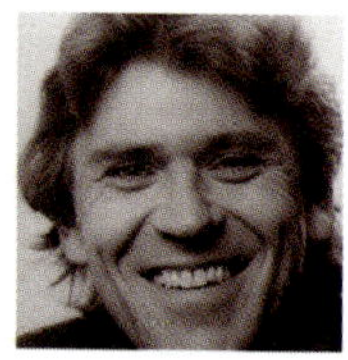

Ja. Denn erstens können verschiedene Erreger die Bindehautentzündung auslösen, die dann unterschiedliche Therapien erfordern. Zweitens können die Beschwerden auch auf andere Krankheiten hindeuten. Wenn Sie sich im Ausnahmefall selbst behandeln dürfen, wird es Ihnen Ihr behandelnder Arzt sagen.

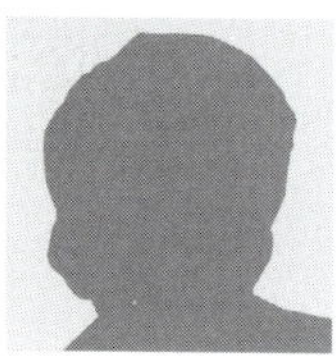

Meine Augen sind morgens verquollen und gerötet. Weil ich aber am Empfang eines Hotels arbeite, will ich immer gepflegt aussehen und tropfe mir hin und wieder Augenweißer. Jetzt nimmt die Rötung auch noch zu! Was tun?

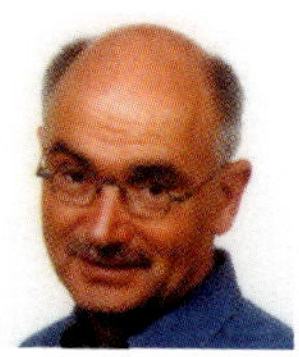

Das ist das Tückische an manchen Tropfen. Zwar verengen sie die Gefäße und beseitigen so die Augenrötung. Mit der Zeit aber fördern sie die Mehrdurchblutung des Auges, das Auge rötet sich immer stärker. Streichen Sie diese Vasokonstriktiva ersatzlos und stehen Sie lieber etwas früher auf, damit die Rötung von alleine zurückgeht. Es dauert allerdings einige Wochen, bis sich die Augen an den Entzug gewöhnt haben.

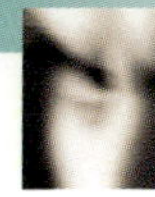

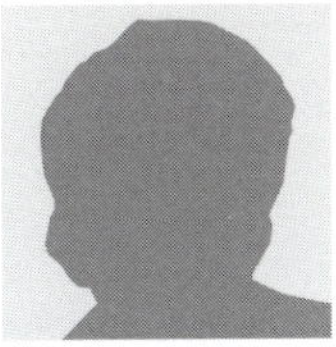

Ich habe trockene Augen. Helfen mir künstliche Tränen?

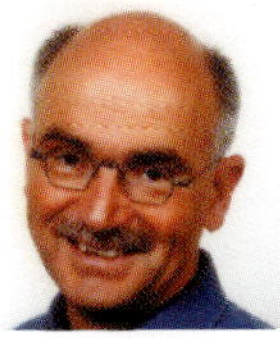

Im Prinzip schon, aber wichtiger ist es, dass die Ursache geklärt wird. Arbeiten Sie viel am Computer? Dadurch benetzen Sie automatisch weniger häufig die Augen mit Ihrem Lid. Sind Sie überwiegend in geheizten oder klimatisierten Räumen? Diese lassen den Tränenfilm schneller verdunsten. Dasselbe tun Zugluft, Autogebläse, Flugzeugkabinen und Rauchen. Daneben können trockene Augen auch Anzeichen von Diabetes, Allergien oder Schilddrüsenfehlfunktionen sein.

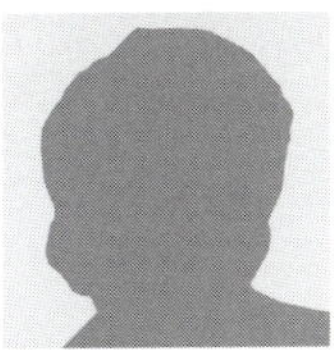

Ich sehe plötzlich überall schwarze Punkte, wie fliegende Mücken.

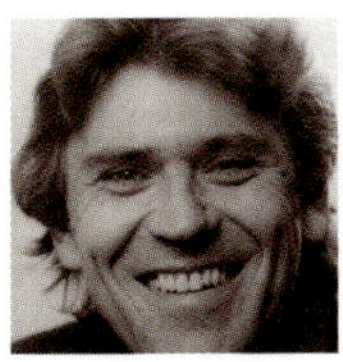

Wenn es nur einzelne Mücken sind, ist das nicht schlimm. Das sind kleine Trübungen, die beim Erwachsenen im Glaskörper auftauchen. Lassen Sie sicherheitshalber beim ersten Auftreten den Augenarzt einen Blick darauf werfen, ansonsten aber gilt: Ignorieren Sie sie. Tauchen aber plötzlich Mückenschwärme auf, kann dies z. B. auf eine Netzhautablösung hindeuten. Sofort zum Augenarzt oder in die Augenambulanz!

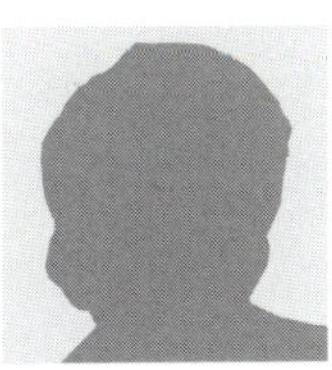

Ich habe grauen Star. Muss ich mich operieren lassen?

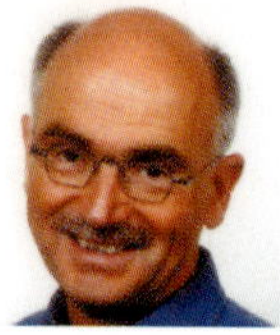

Ich würde Ihnen dazu raten. Aber keine Angst: Die Operation ist nur ein kleiner Eingriff, dauert etwa 15 bis 20 Minuten und erfolgt unter örtlicher Betäubung. Liegen keine Begleiterkrankungen vor, ist sie unkompliziert und führt fast immer zum Erfolg. Danach schillert die Welt wieder in den schönsten Farben.

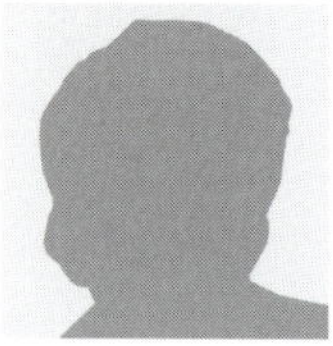

Mir wurde geraten, eine Kunstlinse mit einem Blaulichtfilter auszuwählen. Warum?

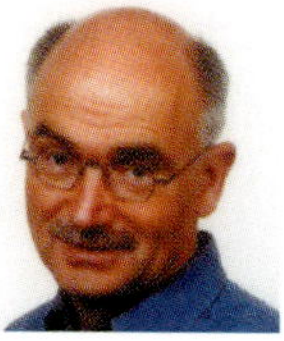

Ähnlich wie die Haut sich bräunt, um die darunter liegenden Hautschichten und das Erbgut vor den Sonnenstrahlen zu schützen, verfärbt sich die Linse im Laufe der Jahre gelblich, um die dahinter liegende empfindliche Netzhaut insbesondere vor UV-Strahlen und blauem Licht zu schützen. Bei einer Operation des grauen Stars wird wieder eine durchsichtige Linse eingesetzt, im Normalfall nur mit UV-Filter. Mit einem zusätzlichen Blaulichtfilter schützen Sie Ihr Auge zusätzlich vor evtl. Lichtschäden. Derzeit werden allerdings Blaulichtfilter nur bei Risikoaugen angewandt.

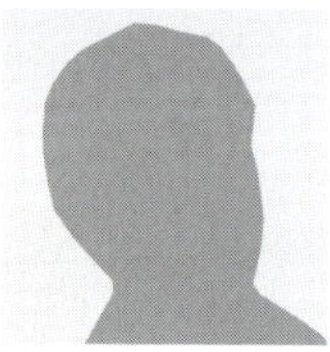

Stimmt es, dass Vitamine bei der altersbedingten Makuladegeneration helfen?

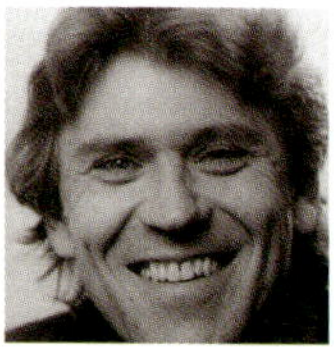

Eine Studie aus den USA zeigte, dass eine sehr hohe Dosierung bestimmter Vitamine und Zink bei späten Formen der altersbedingten Makuladegeneration hilfreich sein kann. Die Behandlung verläuft allerdings nicht ohne Nebenwirkungen.

Ihr Augenarzt und vielleicht sogar Ihr Internist müssen Sie untersuchen und Ihnen sagen, ob sich eine solche Therapie für Sie eignet. Achtung: Raucher und Ex-Raucher sollten generell kein Betakarotin einnehmen, die Vorstufe des Vitamin A. Es erhöht bei ihnen das Risiko für Lungenkrebs.

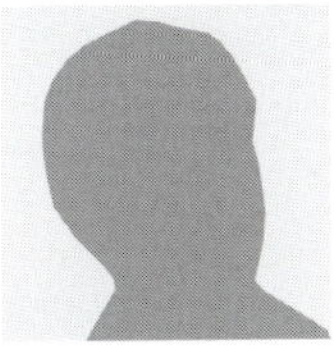

Ich bin Diabetiker. Muss ich zum Augenarzt?

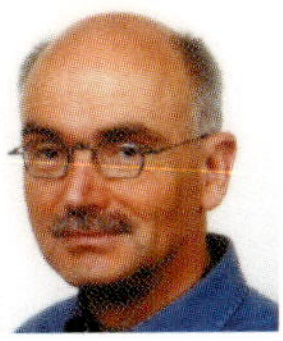

Unbedingt. Die Zuckerkrankheit greift auch die kleinen Blutgefäße des Auges an. Im schlimmsten Fall kann sich die Netzhaut ablösen und das Auge erblinden. Gehen Sie sofort zum Augenarzt, denn Sie wissen ja nicht, wie lange Sie den Diabetes schon haben und ob er das Auge schon geschädigt hat.

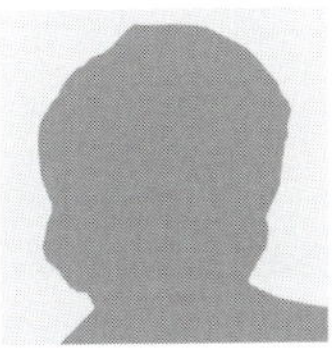

Meine Mutter hat den grünen Star. Jetzt sagt sie mir dauernd, ich soll den Augeninnendruck messen lassen. Ich bin 40.

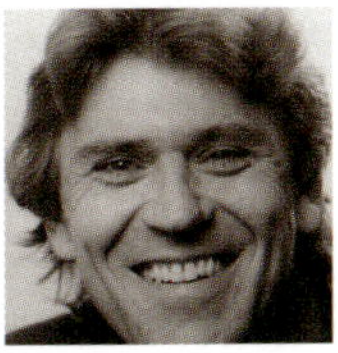

Genau das richtige Alter, um zumindest dieser Empfehlung Ihrer Mutter Folge zu leisten. Ein grüner Star oder Glaukom ist nämlich erbbar. Allerdings ist der Wert, ab dem man empfindlich auf einen Augendruck reagiert, von Mensch zu Mensch unterschiedlich. Deshalb wird heutzutage nicht nur der Augeninnendruck bestimmt, sondern auch der Sehnerv untersucht. Ein weiteres wichtiges Maß ist die Hornhautdicke, da durch sie die Druckmessung beeinflusst wird.

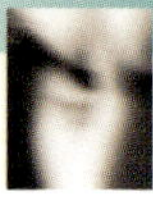

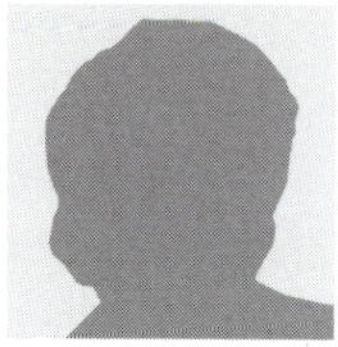

Mein Kind schielt. Was tun?

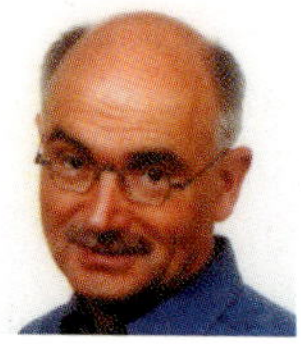

Schnell zum Augenarzt. Unbehandelt droht das schielende Auge schwachsichtig zu werden. Nach dem siebten Lebensjahr fällt eine Korrektur schwerer.

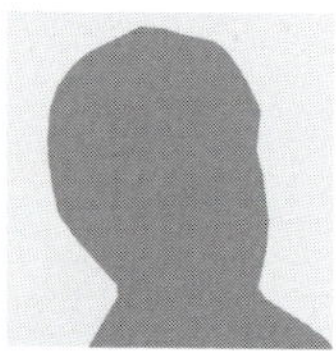

Ich bin 17 und stark kurzsichtig. Kann ich mich mit LASIK behandeln lassen?

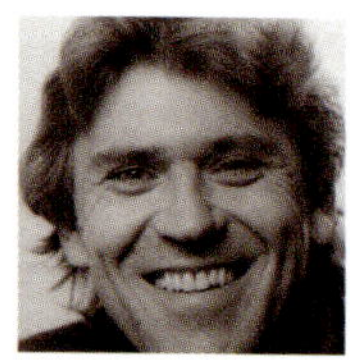

LASIK und vergleichbare Methoden aus der refraktiven Chirurgie können zwar Ihre Fehlsichtigkeit beseitigen, allerdings erst, wenn sich das Auge nicht mehr verändert. Im Allgemeinen wird die OP daher nicht vor dem 18. Lebensjahr durchgeführt. Der Augenarzt muss einige Spezialuntersuchungen vornehmen, um entscheiden zu können, ob und wenn ja welche Art von Eingriff für Sie infrage kommt. Die Alterssichtigkeit, die ab dem 40. Lebensjahr auftritt, kann die refraktive Chirurgie aber nicht behandeln. Auch für Schwangere und Stillende bleiben diese Eingriffe tabu.

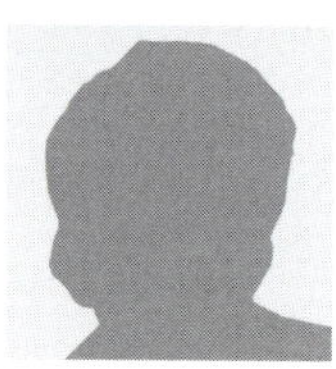

Tut eine Augenuntersuchung weh?

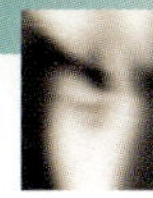

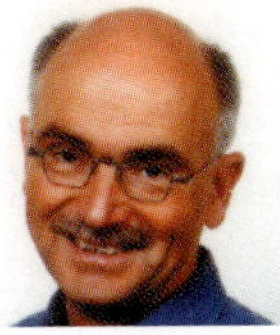

Normalerweise nicht. Für bestimmte Beobachtungen muss man die Pupille künstlich erweitern. Dies geschieht mithilfe spezieller Augentropfen. Nach der Untersuchung reagieren Sie möglicherweise empfindlich auf Licht und fühlen sich geblendet. Zudem reduzieren die Augentropfen die Sehschärfe. Sie dürfen deshalb drei Stunden nach dem Augenarztbesuch nicht Auto fahren. Für andere Untersuchungen tröpfelt der Augenarzt einen Betäubungstropfen auf das Auge. Anfangs brennt der Tropfen etwas, aber nach einigen Sekunden ist die Augenoberfläche vorübergehend betäubt. Während der Augenarzt seine Instrumente, etwa ein Kontaktglas oder einen Tonometer, auf dem Auge bewegt, spüren Sie möglicherweise einen leichten Druck auf den Augen, aber normalerweise keine Schmerzen.

Zum Augenarzt oder Augenoptiker?

Um unser Sehorgan kümmern sich zwei Spezialisten: der Augenarzt und der Optiker. Doch wer ist wann der richtige Ansprechpartner?

• Der Augenarzt

Der Augenarzt arbeitet hochspezialisiert in der Erkennung und Behandlung von Augenkrankheiten und auch in Bezug auf alle Augenbeschwerden bei Allgemeinerkrankungen wie zum Beispiel Diabetes mellitus. Nur der Augenarzt darf Sehhilfen verschreiben und Augenoperationen empfehlen oder selbst durchführen. Die gesetzlichen Krankenkassen übernehmen die Kosten für die Untersuchung der Sehschärfe nur noch beim Augenarzt und nicht mehr beim Optiker. Jeder Augenarzt hat ein Medizinstudium, eine Klinikausbildung und eine mehrjährige Spezialausbildung zum Facharzt absolviert.
Grundsätzlich sollte jeder Mensch zum Augenarzt gehen, wenn er Schmerzen an oder in den Augen hat oder nicht mehr richtig zu sehen glaubt.

- **Der Augenoptiker**

Ein Augenoptiker fertigt die vom Augenarzt verordnete Brille an und hilft bei der Auswahl der Gläser. Einen Sehtest darf er zwar machen, aber eine Sehhilfe kann nur ein Augenarzt verschreiben. Falls die individuell angepasste Sehhilfe keine optimale Sehschärfe erreicht, wird er Ihnen einen Termin bei Ihrem Augenarzt ans Herz legen. Den Grund für eine verminderte Sehschärfe kann nur ein Augenarzt erkennen. Der Optiker ist nicht in der Lage, ein Gefäßleiden der Netzhaut, Tumoren, ein Glaukom, grauen Star und vieles andere festzustellen. Apropos Glaukom: Verschiedene Optiker bieten an, den Augeninnendruck zu messen. Dies geschieht aber mit einem ungenauen Verfahren. Präzise Werte bietet nur das Tonometer, ein Gerät das man auf das Auge aufsetzt. Hierzu muss die Augenoberfläche betäubt werden. Und dies darf nur der Augenarzt.
Voraussetzung für die Lehre zum Augenoptiker ist ein guter Hauptschulabschluss, mittlere Reife, Fachhochschulreife oder Abitur. Normalerweise dauert sie drei Jahre. Ein Studium benötigt man nicht.

Schnell zum Augenarzt oder in eine Klinik sollten Sie, wenn:

- Sie einen heftigen Schlag oder Stoß in oder gegen das Auge bekommen haben. Die Gefahr einer Verletzung des Augeninneren, einer Blutung oder Prellung ist sehr groß,
- Sie eine ätzende Substanz in das Auge bekommen haben,
- Sie einen festsitzenden Fremdkörper, etwa Splitter, im Auge haben. Diese darf nur ein Augenarzt entfernen,
- Sie Blutungen im oder am Auge feststellen,
- bei Ihnen große Hautveränderungen am Auge auftreten,
- Schatten und Blitze im Gesichtsfeld auftauchen,
- Sie einen Regenbogen um Lichtquellen sehen,
- Sie vermehrt unter Kopfschmerzen leiden,
- Sie extrem empfindlich auf Licht reagieren.

Nicht nur Kinder sollen regelmäßig einen Augenarzt aufsuchen. Erwachsene ab dem 40. Lebensjahr besitzen ein erhöhtes Krankheitsrisiko. Dies gilt beispielsweise für das Glaukom, den grauen Star und die Makuladegeneration. Besuchen Sie mindestens alle zwei Jahre eine augenärztliche Praxis. Dort wird neben der Sehschärfe der Augeninnendruck gemessen. Auch den Augenhintergrund und den vorderen Bereich des Auges nimmt man genauer unter die Lupe.

Was will der Augenarzt wissen?

- Gibt es bei Verwandten Augenkrankheiten, etwa bei den Geschwistern oder den Großeltern?
- Lagen in der Vergangenheit schon einmal Erkrankungen der Sehorgane vor? Nehmen Sie dagegen Medikamente?
- Haben Sie sonstige chronische oder aktuelle Krankheiten?
- Seit wann tragen Sie eine Brille und wann wurde die letzte verordnet? Bringen Sie die Brille bitte in die Praxis mit.
- Falls Sie mehrere Brillen besitzen: mit welcher sehen Sie am besten?
- Nehmen Sie Medikamente und wenn ja welche? Bringen Sie diese bitte mit.
- Leiden Sie unter Allergien? Wenn ja: auf welche Stoffe reagiert Ihr Körper überempfindlich?

Für viele Untersuchungen erweitert der Augenarzt die Pupille mithilfe von Augentropfen. Man sieht für zwei bis drei Stunden schlechter und reagiert empfindlich auf Licht. Lassen Sie Ihr Auto daher zu Hause. Nehmen Sie ein Taxi oder lassen Sie sich in die Praxis bringen. Falls die Beschwerden nicht allzu groß sind, können Sie öffentliche Verkehrsmittel benutzen. Für Damen gilt: Verzichten Sie beim Besuch in der Praxis auf Augen-Make-up. Ihr Augenarzt wird es Ihnen danken.

Das Auge und der Computer

Bis zu 30 000-mal wechselt der Blick an einem typischen Arbeitstag am Computer zwischen Monitor, Tastatur und Schreibtisch hin und her. Die Augen bewältigen nicht nur unterschiedliche Entfernungen. Sie passen sich laufend an verschiedene Helligkeits- und Kontraststufen an. Das ist Schwerarbeit und kostet Kraft.

Zu den typischen Beschwerden computergestresster Augen zählen:

- brennende, tränende, stechende, gerötete Augen,
- Müdigkeit und Abgeschlagenheit,
- Kopfschmerzen,
- Anspannung in den und um die Augen,
- flimmernde Bilder,
- zeitweilige Kurzsichtigkeit,
- Doppelsehen,
- veränderte Farbwahrnehmung.

Und so richten Sie Ihren Bildschirmarbeitsplatz ein, um diese Beschwerden zu vermeiden.

- Legen Sie häufig benutzte Arbeitsmittel wie Bücher oder Stifte innerhalb des Blickwinkels des Bildschirms, damit der Kopf sich nicht ständig drehen muss.
- Die Buchstaben auf dem Monitor müssen groß genug sein. Faustregel: Beim Leseabstand von 50 Zentimetern etwa drei Millimeter. Die Schriftzeichengröße beträgt idealerweise mindestens zehn Punkt, bei einer Dokumentgröße - etwa in Ihrem Textverarbeitungsprogramm - von 100 Prozent.
- Machen Sie mehrere kurze Pausen. Die Augen erholen sich so besser als bei wenigen langen Unterbrechungen. Gucken Sie ruhig mal alle zehn Minuten weg - das entspannt die Augen ungemein.

- Ein flimmernder Monitor bedeutet Gift. Ein kleiner Test schafft Klarheit: Schauen Sie zehn Zentimeter neben den Bildschirm und beobachten Sie ihn, ohne den Kopf zu bewegen. Flimmert der Bildschirm, stellen Sie das Bild mit den Reglern für Helligkeit und Kontrast flimmerfrei ein. Gelingt dies nicht, liegt dies entweder an der Grafikkarte oder an der Software (VGA-Treiber). Sprechen Sie mit einem EDV-Fachmann, um dies zu beheben.
- Schalten Sie eine Lampe am Arbeitsplatz nur ein, wenn auch die Raumbeleuchtung an ist. Dies belastet die Augen weniger, da sie sich nicht an ständig wechselnde Helligkeiten anpassen müssen.
- Der Bildschirm sollte immer in Blickrichtung parallel zum Fenster stehen. Das Licht der Lampen fällt am besten von der Seite auf den Arbeitsplatz. Leuchten und Fenster dürfen sich nicht im Monitor spiegeln.

Bessern sich die Beschwerden trotz optimaler Arbeitsbedingungen nicht, suchen Sie bitte einen Augenarzt auf. Denn hinter den Symptomen steckt manchmal ein unentdeckter Sehfehler oder eine Augenkrankheit. Manchmal benötigt man für die Arbeit am Computer eine spezielle Brille. Die Kosten hierfür übernimmt in der Regel der Arbeitgeber.

Wenn sich das Auge verletzt

„Das geht ins Auge“, sagt der Volksmund. Doch was kann man tun, wenn sich das Auge verletzt?

• Splitter und Scherben

Ob Metall-, Holz- oder Steinsplitter, Körner und Glassplitter und -scherben - schnell kommt etwas in das Auge. In diesem Fall muss man sofort einen Arzt oder eine Klinik aufsuchen. Wird der Fremdkörpereinschluss zu spät erkannt, zieht dies in vielen Fällen eine

Augeninfektion nach sich, die wiederum das Sehvermögen gefährdet. Ein Spezialist sucht per Röntgenbild oder mit einer Spaltlampe nach dem Fremdkörper, um ihn anschließend zu entfernen. Die Entfernung von Fremdkörpern sollte immer der Augenarzt vornehmen, da nur er über die speziellen Hilfsmittel verfügt und es vermeiden kann, dem Auge weitergehende Schäden zuzufügen.

- **Verätzungen**

Verätzungen entstehen durch bestimmte Flüssigkeiten, die ins Auge eindringen oder spritzen. Hierunter fallen beispielsweise konzentrierte Laugen, Säuren und bestimmte Chemikalien. Da der Betroffene unter starken Schmerzen und womöglich einem Augenlidkrampf leidet, muss innerhalb von wenigen Sekunden eine Spülung erfolgen, um Folgeschäden zu vermeiden. Die Augenspülung sollte mindestens eine Viertelstunde lang kontinuierlich erfolgen.
Bei einem Unfall mit Kalk oder Zement eignet sich Oliven- oder Sonnenblumenöl besonders gut. Am besten man entfernt die Teilchen mit einem Tupfer. Wasser oder andere Flüssigkeiten müssen unbedingt vermieden werden. Bei allen anderen Verätzungen empfiehlt sich grundsätzlich leicht fließendes, sauberes Wasser. Steht dies nicht zur Verfügung, kann auf Mineralwasser, Tee oder Softdrinks zurückgegriffen werden. Milch oder Milchprodukte eignen sich nicht, da sie die Augen verkleben. Ganz wichtig: Achten Sie darauf, dass Sie nicht auch das gesunde Auge mitspülen.

- **Prellungen**

Prellungen treten oft beim Sport durch einen Ball, etwa beim Tennis, Fußball, oder Squash, auf. Auch Faust- oder Stockschläge oder Unfälle schädigen das Auge. Kühlung lässt ein geschwollenes Lid oft abschwellen. Sollte das Sehvermögen in Mitleidenschaft gezogen sein, muss sofort ein Arzt aufgesucht werden, da möglicherweise der Augapfel durchbohrt, durchstochen, angeschnitten oder aufgeplatzt ist. Ein Laienhelfer kann nur einen sauberen Verband (ohne Druck) anlegen. Alles Weitere ist unbedingt dem Facharzt zu überlassen.

- **Verbrennungen**

Verbrennungsunfälle entstehen beispielsweise durch heiße Flüssigkeiten oder offene Flammen. In Selbsthilfe sollte umgehend ein steriler Verband oder ein feuchtes, kühles Tuch angelegt werden. Danach muss sofort der Augenarzt oder eine Augenabteilung in der Klinik aufgesucht werden. Bei einer Augenverbrennung ist jede weitere Selbsthilfe unangebracht.

- **Verblitzung**

Bei einer Verblitzung handelt es sich um eine Verletzung durch das Schweißen ohne Schutzbrille oder durch eine extreme ultraviolette Strahlung, etwa im Hochgebirge, durch Schnee oder im Solarium. Typischerweise beginnen die heftigen Schmerzen erst Stunden nach dem eigentlichen Ereignis. Es empfiehlt sich, sofort einen Arzt aufzusuchen. Dieser legt in der Regel einen Salbenverband an und verschreibt gegen die Schmerzen Tabletten.

So schützen Sie Ihre Augen vor Verletzungen

Ob Schutz- oder Sonnenbrille - sorgen Sie dafür, dass die Brille gut sitzt, nicht wackelt und nicht drückt. Wenn Sie beim Sport oder anderen riskanten Aktivitäten eine Brille tragen, sollte sie möglichst Kunststoffgläser besitzen. Diese sind bruchfester als andere Gläser. Sportler tragen idealerweise Kontaktlinsen, die weniger Risiko besitzen. Für Wassersportler gibt es extra große Kontaktlinsen, damit diese das Wasser nicht herausspült. Kontaktlinsen lassen sich auch mit einer Schutzbrille kombinieren.

Auch Normalsichtige sollten nach Möglichkeit immer eine Schutzbrille tragen. Spezielle Brillen schützen die Augen nicht nur vor Fremdkörpern, sondern auch vor Schäden durch hohe UV-Strahlung. Eine zusätzliche Sonnenbrille empfiehlt sich bei Sportarten wie Radfahren, Windsurfing oder Inline-Skaten. Sie hält nicht nur lästige Insekten fern, sondern auch die gefährliche UV-Strahlung. Sie schützt auch vor dem Austrocknen.

Beim Tauchen kommt es auf die richtige Tauchmaske an. Sie muss einen so genannten Nasenerker haben, der einen Luftraum vor den Augen schafft. Dies sichert den Druckausgleich. Normale Schwimmbrillen reichen hierfür nicht aus, da sie direkt vor den Augen sitzen und sie vor dem Druck im tieferen Wasser nicht schützen. Der hohe Druck verursacht einen Unterdruck in der Brille. Die Verletzungsgefahr für die Augen ist so groß, dass sich sogar die Netzhaut ablösen kann.

Sieben Tipps für den Umgang mit Augen-Medikamenten:

- Niemals ein Medikament benutzen, das ein Angehöriger verordnet bekommen hat. Auch dann nicht, wenn es sich scheinbar um die gleichen Symptome handelt.
- Keine Salben oder Tropfen über die vorgeschriebene Behandlungsdauer hinaus aufheben.
- Verschreibungspflichtige Präparate nicht ohne Wissen des Augenarztes benutzen.
- Auch kortisonhaltige Mittel bergen Risiken. Wenn sie für eine Therapie erforderlich sind, müssen regelmäßige augenärztliche Kontrolluntersuchungen durchgeführt werden.
- Freiverkäuflich bedeutet nicht harmlos. Diese Mittel können eine Krankheit verschlimmern. Das gilt besonders für Tropfen, die die Gefäße verengen.
- Das Auge und seine Umgebung nicht mit Kamille behandeln. Es drohen allergische Reaktionen. Auch andere Heilkräuter besitzen oft sehr unangenehme Wirkungen.
- Ohne vorherige augenärztliche Diagnose kann jede Behandlung am Auge Schaden anrichten.

Selbsttests: Netze und Deckenleuchten

Für einige Erkrankungen gibt es Tests, die Sie selbst einfach zu Hause durchführen können. Beachten Sie bitte, dass sie nur einen ersten Hinweis auf eine Krankheit geben können. Sie ersetzen in keinem Fall den Besuch beim Augenarzt.

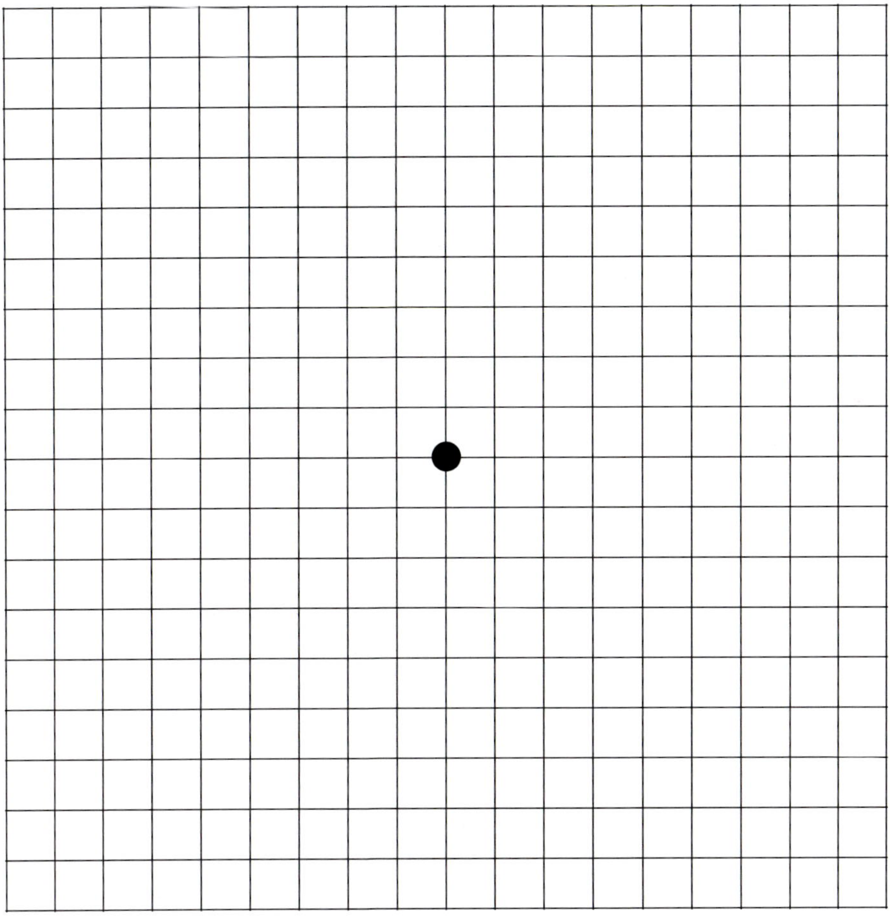

- **Amsler-Netz**

Dieser Test gibt einen Hinweis darauf, ob eine altersbedingte Makuladegeneration oder andere Erkrankungen der Stelle des schärfsten Sehens bestehen können.

- Tragen Sie Ihre Lesebrille und schauen Sie auf das Netz im normalen Leseabstand.
- Bedecken Sie ein Auge.
- Schauen Sie direkt auf das Zentrum des Netzes mit dem kleinen schwarzen Punkt.
- Während Sie auf das Zentrum schauen, achten Sie darauf, ob alle Linien des Netzes gerade sind oder ob sich bestimmte Bereiche verzerren, verschwommen oder unscharf erscheinen.
- Wiederholen Sie den Vorgang mit dem andern Auge.

Erscheinen Linien krumm oder Quadrate verbogen, suchen Sie einen Augenarzt auf und schildern Sie ihm Ihre Beobachtungen.

• Schielen

Der Silberblick ist kein Schönheitsfehler, sondern kann zu ernsten Sehfehlern führen. Bei nicht zu kleinen Abweichungen können Sie beim Baby das Schielen so erkennen:

- Stellen Sie sich mit dem Rücken zum Fenster oder unter eine Deckenleuchte.
- Halten Sie Ihr Kind so vor sich, dass seine Augen zum Licht gerichtet sind.
- Sie sehen jetzt auf der Hornhaut beider Augen kleine Spiegelbilder des Fensters oder der Deckenleuchte.

Die Spiegelbilder müssen in beiden Augen bei der richtigen Augenstellung etwa an derselben Stelle liegen. Ist ein Spiegelbild verschoben, also zur Seite versetzt, teilen Sie Ihrem Augenarzt unverzüglich Ihre Beobachtung mit.

• Erkrankungen der Augenhöhle

Bei Erkrankungen der Augenhöhle kann das Auge nicht anschwellen, es tritt hervor. Folgendermaßen kann eine andere Person überprüfen, ob dies bei Ihnen an einem oder beiden Augen der Fall ist:

- Stellen Sie sich hinter die betreffende Person, die auf einem Stuhl sitzt.

- Schauen Sie über den Scheitel und die Stirn zum Kinn.
- Heben Sie mit beiden Zeigefingern zart die Oberlider hoch.

Wenn ein Auge stärker hervorsteht, ist dies mit der beschriebenen Methode gut zu erkennen. Suchen Sie in diesem Fall unverzüglich einen Augenarzt auf.

Nützliche Adressen

Augenklinik
Klinikum Karlsruhe GmbH
Direktor: Prof. Dr. Albert J. Augustin
Moltkestr. 90, 76131 Karlsruhe, Tel.: 07 21/9 74-20 01,
Fax: 07 21/9 74-20 09, Internet:www.klinikum-karlsruhe.com/klin_augen.html
Die Klinik bietet bereits vorinformierten Patienten kostenlose Screening-Untersuchungen an, um zu entscheiden, ob die Laser-Chirurgie (LASIK) individuell zur Behandlung von Kurz-, Weit- und Stabsichtigkeit geeignet ist.

Berufsverband der Augenärzte Deutschlands e. V. (BVA)
Tersteegenstraße 12, 40474 Düsseldorf, Tel. 02 11/4 30 37 00,
Fax. 02 11/4 30 37 20, E-Mail: bva-duesseldorf@t-online.de,
Internet: www.Augeninfo.de
Vertritt die niedergelassenen Augenärzte in Deutschland. Im Internet ausführliches Angebot für Patienten, das auch eine Arztsuchfunktion enthält.

Bund der Kriegsblinden Deutschlands e.V.
Schumannstraße 35, 53113 Bonn, Tel. 02 28/21 31 34,
Fax. 02 28/21 73 98

Deutsche Ophthalmologische Gesellschaft
c/o Augenklinik der Universität München
Mathildenstraße 8, 80336 München, Tel. 0 89/51 60 30 62,
Fax. 0 89/51 60 30 34
Älteste medizinische Fachgesellschaft der Welt. 1857 gegründet. Um-

fasst sehr viele in Deutschland tätigen Augenärzte in Klinik und Praxis.

Deutscher Blinden- und Sehbehindertenverband e.V.
Bismarckallee 30, 53173 Bonn, Tel. 02 28/95 58 20,
Fax. 02 28/35 77 19, E-Mail: info@dvbs.org

Deutsches Blindenhilfswerk e.V.
Lotharstraße 116, 47057 Duisburg, Tel. 02 03/35 53 77 oder 37 62 25
Fax. 02 03/37 62 39, E-Mail: info@deutsches.blindenhilfswerk.de

Deutsches Grünes Kreuz
Internet: www.dgk.de

Die Glaukom-Broschüre können Sie gegen Einsendung eines mit EUR 1,44 frankierten DIN A5-Rückumschlags bei der folgenden Adresse bestellen:
Deutsches Grünes Kreuz, - Stichwort Glaukom -, Postfach 1207, 35002 Marburg

Initiativkreis zur Glaukomfrüherkennung
Generalsekretär Dr. Dr. R. Gerste, Postfach 1718, 82102 Germering,
Internet: www.glaukom.de

Kuratorium Gutes Sehen
Kirchweg 2, 50858 Köln, Tel. 02 21/94 86 28 42,
Fax. 02 21/4 84 62 20, E-Mail: kgs@sehen.de, Internet:www.sehen.de
Informationen rund um Brille und Kontaktlinse.

Pro Retina Deutschland
Vaalser Straße 108, 52074 Aachen, Tel. 02 41/87 00 18
Fax. 02 41/87 39 61, E-Mail: Pro-Retina@t-online.de
Berät Patienten mit Netzhauterkrankungen

Zentralverband der Augenoptiker (ZVA)
Alexanderstraße 25a, 40210 Düsseldorf, Tel. 02 11/86 32 35-0,
Fax. 02 11/86 32 35-35

Glossar

Aberration: Abweichung. Lichtbrechungsfehler im Auge.

Adenoviren: Virenart, die eine besonders hartnäckige und ansteckende Form der Bindehautentzündung auslösen kann.

Aderhaut: Blutgefäßschwamm im Augeninneren.

Akkommodation: Vorgang des Scharfstellens des Auges.

Amblyopie: Sehschwäche, die sich mit der Zeit beim schielenden Auge entwickelt.

Angiographie: Verfahren, das die Blutgefäße der Netzhaut und zum Teil der Aderhaut sichtbar macht.

Anomaloskop: dieses Gerät misst das Farbsehen.

Antiglaukomatosa: Tropfen, die den Augeninnendruck senken.

Astigmatismus: auch unter dem Namen Stabsichtigkeit bekannt. Die Hornhaut besitzt keine gleichmäßige, halbkugelartige Form. Betroffene sehen Bilder verzogen.

Augenhöhlen: Einbuchtungen im Schädel, in denen sich die Augäpfel befinden.

Augeninnendruck: Druck, der im Augapfel herrscht. Wird in der gleichen Einheit gemessen wie der Blutdruck.

Austauschsysteme: diese Kontaktlinsen wechseln die Benutzer nach einer fest definierten Zeit. Erfordern die gleiche Pflege wie herkömmliche Linsen.

Basaliom: häufigster bösartiger Tumor des Lides.

Becherzellen: liegen auf der Bindehaut. Liefern wichtige Bestandteile des Tränenfilms.

Benetzungsstörung: Fachbegriff, wenn der Tränenfilm nicht mehr optimal funktioniert.

Bifokalglas: Brillenglas für die Ferne und einem Zusatzteil für die Nähe.

Bildschirm-Lesegerät: vergrößert Texte, die eine Kamera aufnimmt, auf bis das 60fache.

Bindehaut: Schicht auf der Innenseite des Lides und dem undurchsichtigen Teil des Augapfels.

Blinder Fleck: Ort, wo der Sehnerv vom Auge ins Gehirn geht. Dort befinden sich keine Sinneszellen.

Brechkraft: Die Stärke, mit der die Linse die einfallenden Lichtstrahlen bündelt.

Chlamydien: Bakterienart, die eine Bindehautentzündung auslösen kann. Bei Nichtbehandlung drohen dauerhafte Schäden an Hornhaut und Bindehaut.

Einmallinsen: diese Kontaktlinsen werden nur einmal verwendet und dann weggeworfen.

Drusen: kleine, gelbliche Ablagerung unter der Netzhaut.

Elektroretinographie: Untersuchungsmethode. Ein Gerät sendet bestimmte Lichtreize aus. Reagieren Patienten nicht darauf, liegt der Verdacht auf Retinitis pigmentosa nahe.

Extrakapsuläre Operation: Standardverfahren, um die getrübte Linse beim grauen Star zu entfernen. Die Kapsel bleibt dabei im Auge. Niedrige Komplikationsrate.

Gelber Fleck (= Makula): Netzhautabschnitt, der direkt gegenüber der Pupille liegt.

Gesichtsfeld: all das was wir sehen, wenn wir die Augen und den Kopf nicht bewegen.

Glaskörper: gelartige Masse im Augeninneren.

Gleitsichtglas: dieses Brillenglas besitzt mehrere Sehstärken. Die Übergänge verlaufen fließend.

Gonioskopie: eine Variante der Spaltlampenuntersuchung. Lässt quasi um die Ecke schauen.

Harte Kontaktlinsen: bestehen aus relativ hartem Material. Vorteil: einfache Pflege.

Hornhaut: unser Fenster zur Welt. Durch sie gelangt das Licht in das Augeninnere.

Hornhautring: zwei durchsichtige Kunststoff-Halbringe werden zwischen zwei Hornhautschichten eingefügt und verändern die Brechkraft der Hornhaut. Das Verfahren behebt geringe Kurzsichtigkeit.

Intrakapsuläre Operation: veraltetes Verfahren, um die getrübte Linse beim grauen Star zu entfernen. Dabei nimmt der Operateur auch den Kapselsack, die Halterung der natürlichen Linse heraus. Wird nur noch in Ausnahmefällen angewandt.

Iris: auch Regenbogenhaut genannt. Bildet die Pupille.

Knochenkörperchen: besondere Form, in der sich die Farbstoffe der Netzhaut bei der Retinitis pigmentosa anordnen.

Konjunktivitis: Fachbegriff für Bindehautentzündung.

Konjunktivitis, physiologische: diese Form der Bindehautentzündung tritt bei Kindern und Jugendlichen auf, weil sich ihr Immunsystem noch an neue Reizstoffe und Erreger gewöhnt.

Kontaktglas: Wird auf die Augenoberfläche aufgesetzt und erlaubt ebenfalls einen Blick in das Auge.

Kronglas: Glas, das nach einem bestimmten in England entwickelten Verfahren produziert wird. Standardmaterial für Brillen.

Künstliche Tränen: Spezialprodukte, welche dem Auge eine den Tränen verwandte Flüssigkeit zuführen.

LASEK: Steht für Laser Epithelial Keratomileusis. Beseitigt operativ die Fehlsichtigkeit. Kombination aus LASIK- und PRK-Verfahren.

LASIK-Methode: Abkürzung steht für Laser in-situ Keratomileusis. Verbreitetster Eingriff, um Fehlsichtigkeit operativ zu beseitigen.
Lederhaut: Außenhülle des Augapfels.

Makula: gelber Fleck. Ort des scharfen Sehens auf der Netzhaut, in dessen Mitte sich die Stelle des schärfsten Sehens - die Fovea - befindet.

Mouches volantes: fliegende Mücken. Kleine, schwarze Punkte oder Flusen, die nach der Jugend vor der Netzhaut auftauchen und die daher niemand anders sieht. Meist harmlos.

Netzhaut: der Film der Augenkamera, der am hinteren Ende des Augapfels liegt.

Office Eye Syndrome: Büro-Auge-Syndrom. Durch den Blick auf den Computer-Bildschirm senkt sich die Lidschlagfrequenz. Das Auge wird seltener benetzt. Es entsteht ein trockenes Auge.

Okklusionsbehandlung: das gesunde Auge wird mit einem Pflaster zugeklebt. Dies trainiert das schielende Auge.

Ophthalmoskop: eine Art Hut, den sich der Augenarzt aufsetzt und mit dem er in das Auge leuchtet. In Kombination mit einer Lupe erlaubt es, den Augenhintergrund zu untersuchen.

Perimetrie: Untersuchung des Gesichtsfeldes.

Phoropter: Diagnosegerät mit vielen austauschbaren Linsen, als Ersatz für das Probebrillengestell.

Pigmentepithel: Gewebeschicht, die unter der Netzhaut liegt.

PRK: die Abkürzung steht für photorefraktive Keratektomie. Älteres Verfahren, um Fehlsichtigkeiten operativ zu behandeln.

Pupille: sie bestimmt, wie viel Licht in das Augeninnere gelangt.

Refraktionsmessung: Bestimmung der Sehstärke mit Korrekturgläsern.

Refraktive Chirurgie: operative Eingriffe, um die Fehlsichtigkeit dauerhaft beseitigen, wie z. B. LASIK.

Retina: anderer Name für die Netzhaut.

Schiefhals: Kopfstellung bei Erwachsenen zur Vermeidung von Doppelbildern.

Schirmer-Test: Methode, um den Tränenfilm zu untersuchen.

Sehnerv: übermittelt die Seheindrücke von der Netzhaut an das Gehirn.

Sehpurpur: Farbstoff, ohne den die Stäbchen nicht funktionieren.

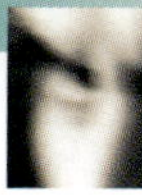

Spaltlampe: eine Art beleuchtetes Mikroskop, das einen Blick in das Auge ermöglicht. Lässt sich mit anderen Geräten kombinieren.

Stäbchen: Sinneszellen auf der Netzhaut. Sorgen vor allem für das Hell-dunkel-Sehen.

Stereosehen: das Schauen mit zwei Augen sorgt für das räumliche Sehen.

Tonometrie: Methode, um den Augeninnendruck zu messen.

Trifokalbrillen: besitzen Brillengläser mit drei verschiedenen Sehzonen.

Vasokonstriktiva: gefäßverengende Augenmedikamente. Auch Weißmacher genannt, denn sie beiseitigen zunächst das Symptom des roten Auges, wirken jedoch nicht auf die Ursache einer Bindehautentzündung. Bei dauerhafter Anwendung verschlimmern sie sogar die Symptome.

Verteporfin: Wirkstoff, der bei der Behandlung der altersbedingten Makuladegeneration eine wichtige Rolle spielt.

Vitrektomie: Entfernung des Glaskörpers.

Zapfen: Sinneszellen auf der Netzhaut. Vor allem für das Farbensehen und das scharfe Sehen verantwortlich.

Fotos

dr.gerhardt media gmbh, Frankfurt: 19, 74, 104, 105, 106, 107, 108, 109, 117; **TRIAS Verlag in MVS Medizinverlage Stuttgart GmbH & Co. KG, Oswald-Hesse-Str. 50, 70469 Stuttgart:** 10/11, 12, 22/23, 24, 27, 30, 34/35, 37, 44, 46, 51, 56, 76, 78, 83, 95, 97, 99, 102/103; **MEV Verlag GmbH, Wolframstraße 3, 86161 Augsburg:** 15, 16, 40, 42, 54/55, 59, 64, 70/71, 90/91; **Deutsches Grünes Kreuz e.V.-Im Kilian, Schuhmarkt 4, 35037 Marburg:** 86, 87.

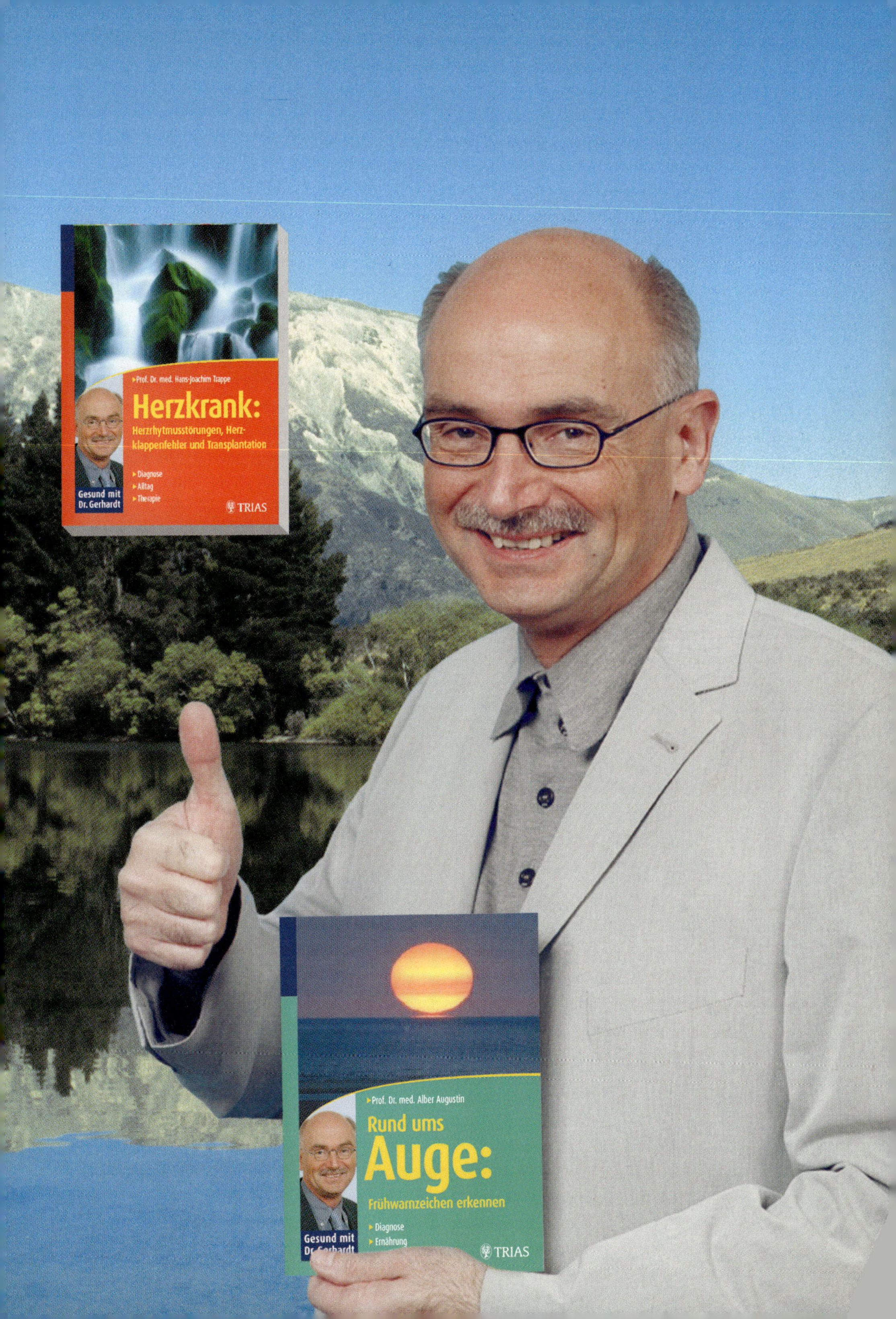
Prof. Dr. med. Hans-Joachim Trappe
Herzkrank:
Herzrhytmusstörungen, Herzklappenfehler und Transplantation
Diagnose
Alltag
Therapie
Gesund mit Dr. Gerhardt
TRIAS
Prof. Dr. med. Alber Augustin
Rund ums
Auge:
Frühwarnzeichen erkennen
Diagnose
Ernährung
Gesund mit Dr. Gerhardt
TRIAS